社会治疗书系

夏林清 张一兵 / 主编

挑战传统心理学 / 整合后现代范式 / 辨识历史中的我 / 发展社群中的我

Psychological Investigation

心理的后现代解构

A Clinician's Guide to Social Therapy

社 会 治 疗 临 床 指 南

〔美〕洛伊丝·霍尔兹曼 等 编著
Lois Holzman

郭佩妤　龚尤倩 等 译

U0221535

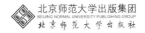

北京师范大学出版集团
BEIJING NORMAL UNIVERSITY PUBLISHING GROUP
北京师范大学出版社

总 编 序

林壑万里清

——社会与个人的改变之道

夏林清

有关当代心理学知识与方法论范式的演变，近年来在中国大陆与台湾已有不少研究与讨论，全球化的倾销式错置已带来了心理学"应用"的泛滥灾情。在长达近一个世纪的中西方文化与知识遭遇碰撞的时日里，近二三十年接受高等教育栽培的心理与教育工作者均无可避免地，或生吞活剥，或东拉西扯、片片断断地，"学习"着欧美知识，等到进入了某个特定社会环境，面对迎面扑来的个人与群体的具体难题，得"动手动脚"推进一线的实务工作时，"尽信书不如无书"反倒是脚着陆、接地气的第一步。在社会现场中，面对真实不逃不躲，铆力投身，不怕狼狈，他者的容颜自然而然地，柔软了工作者的身段，启迪着工作者的心灵。当这样的践行之路走了数年，工作者会"长出"分辨与取舍"知识"的务实力，追寻着与自身实践相呼应的认识与理解。"社会治疗书系"的呈现，也可以说是我作为一名台湾地区心理教育工作者30年来寻索个人与社会改变之道理的一个三江汇流处。"知识"本身无中西之争，而是使用知识的知识人的问题。每一位理论产出的学者，都反映了他在某一特定社会内部，某个历史进程中的社会存在。辨识与取舍是读书人的责任。

"社会治疗书系"源自三处：

• 美国和"改变"有关的心理学知识的一个支脉。

• 英美批判心理学与社会治疗的路数。

• 台湾地区心理教育工作者的践行路径知识。

1. 我与社会治疗的相遇，疲困身心于展演中变化

我初次认识弗雷德·纽曼（Fred Newman）带领的这一支美国马克思主义实践者团队，是在 1988 年我回哈佛大学交小论文（论文计划要被接受如资格考效用的文章），有一天在图书馆大门玻璃上看见一张"社会治疗"（social therapy）的活动传单。1988 年，我们在台湾地区也正做着关于小外包家庭工厂的调查研究，我从来不知道美国竟有"社会治疗"！立即就报名前往纽约去参加了。然而，那时真搞不明白这群人在干什么！只是记得东区团体（East Side Institute）这个组织的名称和一个坐在前方与成员来回对话的弗雷德·纽曼的模糊影像，以及没太听明白的内容，只知道他们在纽约黑人社区做街区青少年及其家庭的工作。再见到他们已是 2002 年了。

2002 年，我拿到福布莱特（Fulbright）经费支持得以访学 3 个月，去了纽约，这才在社会治疗的东边学院里学习了 3 个月。在这 3 个月中，我参加了每周一次的社群团体（community group），一个社会治疗

团体和每周一次的个别治疗。弗雷德和我谈了几次话，我追问他们的践行历史。记得他预言式地说："你走的路径，以后会遇到大的矛盾与冲突。"当时的我，身心疲困，在那 3 个月中只是不断练习着一件事，就是每一次行动都是一次在群体中表达自己与发展彼此的机会。多年投身实践的疲倦身心，就在一次又一次的行动中，如鱼入水中舒展身体般地变化了。我这时体验到，被包裹与结块化了的"情绪"需要在和他人一起发展的社群活动中，得到复原的变化机会。

2. 地方知识 ——"斗室星空"的实践知识路径

20 世纪 70 年代，密集工业化重构着中国台湾地区的人文地景，"青少年问题"与"家庭问题"，像是水果催熟剂似的涨大了社工、心理与教育的专业化，然而专业的建制化并不代表会促进"实践智能的专精细微"。在人文社会科学范畴中，被归入"应用"的社工、心理与教育领域的工作者，多对无用的知识与不当的角色权力深有感触！

《大小团体动力学》与《斗室星空——家的社会田野》便是我在实务田野中一路转进，挪用、取舍与创发实践路径的两本书。在 20 世纪 70 年代工业化、都市化的台湾地景中，成群的由乡村进入城市打工的青年男女、犯罪矫治机构中的未成年群体启动了我对大小团体动力知识脉络与方法的心思。80 年代后期台湾"解严"后，与工人朋友们的熟识则导引出"斗室星空"的实践知识路径。

因为和台湾地区社会不同底层人群一起工作多年，从 20 世纪 80 年代末到 90 年代中期，我有机会与大大小小的劳工群体合作，进行工人婚姻与家庭的讲座与座谈。有的时候，时间很短却震撼很大。譬如，在化工厂交换班的一小时里，与坐满一礼堂穿着灰蓝工作服的男性工人座谈，话题由"孩子怎么共同教育？"到"夫妻性生活怎么办？"（夫妻因各自轮班，一个月也排不出一周相同的休息时间）。看见蓝领工人们被工业化的高强度劳动撕扯挤压的生活苦楚与折磨，我明白了他们为夫为妻、为父为母，在高速变化的社会环境里，过着担不了也得撑下去的生活！于是，我将过去习得的心理治疗家庭知识与方法搁下，随众生而行地发生了我的专业实践的第一个转向。

在转向之后，我在1999年开办新北市芦荻社区大学，当地的妇女学员中不乏已被问题化、病理化的辛苦女人（抑郁症与各种身心症反应）。正是前面的转向行动形成的认识，支撑我试出了一种敞开彼此家庭经验，由相濡以沫发展到"斗室嵌连成星空"的群体共学的方法。

如果这些妇女带领我进入了她们生活的社会底层光景，那么，社区大学就给了我一个翻土培土的好机会！但倘若我没有转向的经历，我的身手是翻不了土的！"斗室星空"群体共学的方法在工厂劳动教育现场和在1997—2000年与各个团体数年的文化活动现场中就已然萌发了。

2005年，我在芦荻社区大学主持"斗室星空家庭经验工作坊"时，一小群肢体障碍的朋友发言[①]，希望能特别为有身心障碍子女的家庭

---

① "异人算障团"，全称为"异于常人算障团"，是一群患有多重障碍的身心障碍者组成的团体，如肌肉萎缩、小儿麻痹、脑麻痹、心理疾病、肢体障碍等，其前身为夏林清在芦荻社区大学进行身心障碍者的家庭经验工作坊。他们最大的希望是自主生活不依赖家人，能与一般人一样参与社会公共事务。他们是一个不完全依赖家庭，也不全部依赖社会福利系统而自力更生的组织。

开办专场经验深入交流会。我当时就做了一个将"斗室星空"群体共学方法随特定社群而移动举办的决定，因而启动了后续多年陆续与肢体障碍、精神障碍和脑瘫等群体的协作。

3. 知行智能

"在地实践"这四个字很简短，但是一定得在"群己关系"与"群际关系"相互激荡的社会生活现场中进行实践，实践力道与实践知识方可被激励与得到发展。

"斗室星空"是一个示例，它可以说明三件事的关联性：一名实践者的"生成"，他在社会参与中体验的社会压迫，以及他的实践知识如何才可得到发展机会。

有关"知行"的实践知识是足以中西合璧、东西参照的。由团体动力学之父库尔特·勒温（Kurt Lewin）一路演进的《行动科学》（*Action Science*）的作者克里斯·阿吉里斯（Chris Agyris）和《反映的实践者》（*The Reflective Practitioner*）的作者唐纳德·A. 舍恩（Donald A. Schon），是美国"组织学习"的两位创始学者，在美国内部，由专业实践者下手，以对峙专业化的工具理性。舍恩釜底抽薪地指向专业实践者，阿吉里斯则对机构中的人际互动习惯（组织化了的例行性防卫方式）下手。阿吉里斯与舍恩分别于 2013 年与 1997 年过世，但他们的书迄今仍是组织变革与专业实践领域中坚实的两块立基石。贯穿二位工作者的核心思想是他们对于"什么维持了不变"，亦即改变何以常换汤不换药的难题，落实在人与人共构的行动世界与系统环境上，进行了多年的考察，且同步研发了其理论方法。

书系中收入的《心灵与自然》（*Mind and Nature*），与读者可在坊间找到的《改变》和《变的美学》均是汇集哲学、心理学以及与人类学者们共同努力、探究"改变"道理的好书。

4. 个人、组织与社会的改变

此书系另一重要特点在于，作者们均不切割二分地对待个人改变与社会改变。阿吉里斯与舍恩的《行动科学》与《反映的实践者》这两本书提供了严谨且落实到人与人所共构的模型化人际互动，而此种模型化互动关系是如何建构了组织的系统环境，这成为组织变革回避不了的课题。"组织学习"（organizational learning）的概念近十年来，被广泛引用与传播，但不少引用均是望文生义，而非对其来源处的阿吉里斯与舍恩的理论有所认识。任何一个组织的改变均非易事，亦非获得新观念就会改变的！阿吉里斯在哈佛大学，舍恩在麻省理工学院。同一时期与两人所在波士顿城不远的纽约，则是创立社会治疗的纽曼和随同纽曼创业立基的发展心理学家洛伊丝·霍尔兹曼（Lois Holzman）的工作基地。他们与一群来自社工、心理、教育与医疗等背景的工作者，在纽约、波士顿、旧金山与芝加哥等城市与社区，持续推进了"社会治疗"与"展演心理学"（performing psychology）的发展。这一支美国的"社会治疗"社群，是唯一能将马克思、维果茨基与维特根斯坦的思想，整合成社会实践的改变理论的社群实践，这朵"奇葩"，十分值得认识。维果茨基的《社会中的心智》（*Mind in Society*）当然便是认识此路数的基本读物。

能收入心理学记者伊森·沃特斯(Ethan Watters)的《像我们一样疯狂》(*Crazy Like Us*)一书,用具体案例作为呼应贝特森(Bateson)的《心灵与自然》与伊恩·帕克(Ian Parker)的《解构疯癫》(*Deconstructing Psychopathology*),也为"社会治疗书系"在大陆开张之举揭示了"他山之石,可以攻玉"的意涵。

然而,增长见识不等于做得到自己心中期望的践行,"实践之道"是一种"五年入门,十年立志,三十年上路"的功夫。在这里,我要特别感谢张一兵教授给予我与北京师范大学出版社的支持。2011 年,在张一兵教授组织的"第三届当代资本主义研究国际研讨会"上,我和两位美国心理学工作者洛伊丝·霍尔兹曼及伊恩·帕克,与大陆马克思主义知识工作者的讨论会中,共同思考着心理学的发展现况。正是这种参与互动的机缘,才激励我将英美与马克思主义哲思相关联的心理学理论与方法引介给大家,或许这套书在当前心理学知识洪流中,能发挥裁弯取直的效用。

2016 年,春天

目　录

第二部分

序 言

哈林·安德森
Harlene Anderson

《心理的后现代解构：社会治疗临床指南》相对于一般的学术出版品，是个令人耳目一新，并且具有直面解套的作品。如果从书名出发而期待对社会治疗可以有所"指导"或获得"像食谱一样的步骤"，读者反而会惊讶地发现，他们自己已然走入一种具有创意的努力：关于社会治疗的对话录。

参与者在学习性的活动中，如学术讨论会、研讨会、团体督导，对弗雷德·纽曼——哲学家、治疗师、社区行动者、剧作家与导演——提出关于社会治疗实务及理论基础的质疑性问题。纽曼毋庸置疑是一位具有天赋的老师，他不回答问题，而是讨论问题。门德斯与霍尔兹曼并不告诉读者纽曼做了什么，而是让纽曼将这个过程展演出来，让读者体验这个过程。这个文集真的是个礼物，因为像这样将学生与老师之间的对话进行录制与誊写的作品是很少见的。

对于那些受到后现代主义影响的治疗师，以及在后现代主义对心理学科学的挑战中，社会治疗站在交锋的位置。总体来说，在社会科学中，社会治疗作为后现代主义社会理论，对下列论点提出了挑战：社会科学承袭的实证假设，知识发展与知识取得的实践，知识作为真理，知识与认识的客观性，以及知识作为个体的成品。特别地，社会治疗挑战了心理学的本质，要求对主流心理学论述提出批判性的检视。主流心理学拥护的普遍真理概念包括对于人类的本质与他们的行为，一个核心、有界限的自我，对问题的概念化，与以缺陷为导向（deficit-oriented）的语言，以及因此而生的常规框架。

纽曼和他的同事对于"指涉真理"（truth-referential）的心理学，以及将人类行为作为心理学的分析单位和改变目标，采取激进的立场。以社会治疗作为方法的非认识论实践，社会治疗师强烈地呼吁使用活动理论范式（activity-theoretic paradigm）来取代描述性真理范式（descriptive truth telling paradigm）。他们热切地希望根本地变革心理学文化，并且将心理学的实践变革为人们能够将自己和世界转化为不同于原本的样子。他们坚定地相信，心理学与社会实践应携手并进，并且心理学因此要能传达人们日常生活的各种社会的、政治的、经济的压迫情况。为了这个目标，纽曼与他的社会治疗同事运用一个混合并且有创意的应用——将苏联学习与发展心理学家列夫·维果茨基（Lev Vygotsky）与奥地利哲学家路德维希·维特根斯坦（Ludwig Wittgenstein）的日常语言哲学，放置于马克思促进社会改变方法论的背景中。

社会治疗是团体治疗，提供一个让个人成长与发展的脉络与过程，帮助人们发展他们想要发展的，并且以不同的方式，有创意地展演他们的生命。这基于人们要以一个社会单元来成长的前提。人们不单独地成长与发展，也就是说无法靠自己成长，而是在这些关联性的活动中成长。同样地，转化是一个集体的活动，而不是个体的。

在社会治疗中的社会单元就是团体。参与者发展团体，一起创造一个社群，这个社群提供了成长的环境，让他们能将自己浸泡于关系与学习的经验中。发展团体是情绪成长的前提，发展团体就是创造条件与展演性的环境，让身在其中的人们能用有生产力并且能带来情绪成长的方式，与彼此产生关联和对话。

在本书中，纽曼展演出了是什么让社会治疗成为一种独特的团体治疗，以及它的激进性。他的展演刺激并促使我们重新思考我们的理论和实践，帮助我们了解日常生活世界遭遇的全球性变化，并与伴随而来的后果同行并进。

2002 年 11 月

于休斯敦-加尔维斯顿机构

（Houston-Galveston Institute）

前　言

洛伊丝·霍尔兹曼
Lois Holzman
拉斐尔·门德斯
Rafael Mendez

　　当心理学开始了它的第二个纪元，我们发现自己正处于一个十字路口。对一些人来说，问题会是"心理学要往哪里去"，对其他人来说，问题则是"生存或毁灭"（to be or not to be）。这两个问题，都概括了这一学科的动向——发生在方法论的哲学（methodological-philosophical）与实用主义（pragmatic）领域的重新组织、再概念化以及重新评估。在这样的脉络背景下，许多临床实践工作者（心理学家、心理治疗师、咨询师、社会工作者等）正重新思考他们实践中的根本议题。什么是治疗性的关系？帮助他者是什么意思？确切地说，什么是他者？治疗谈话对什么有帮助？治疗师是否或者应该知道他们正在做什么？而本书提出了这些问题，并且带领读者去体验这个探索的历程——找到一些答案，但是在过程中也发现了更多的问题。本书与社会治疗关注的主题，在于心理学正在发生些什么，对我们而言，这些似乎更需要文化的转变。而这个转变是什么样子呢？

第一个转变是心理学对于整体文化变迁的回应（responsiveness）。在心理学科中，有许多人认为他们必须朝向利益与金钱的方向，好让他们能够与时俱进地生存下去，他们也试图在其他学科中创造心理学的利益缝隙。例如，药物与健康护理、运动、商业、冲突解决/谈判、创伤。因此产生的一个前瞻效应是，在心理学与其他学科之间，以及在所谓纯理论与应用研究之间，界限将变得模糊。

另一个相关的改变，是努力借由从"什么是错的"转变为"什么是对的"，来变革心理学。短短几年间，主流心理学从"d 开头的字"（d-words）改为支持"p 开头的字"（p-words）——我们从一个几乎都在谈论缺陷（deficits）、疾病（disorders）与障碍（disabilities）的世纪，转向使用正向特质（positive traits）的语言、预防策略（prevention tactics）与潜力（potential）的时代。虽然，许多心理学领域已经从负面转为正向的态度，但人们并未认识到，由于主题的改变，需重新思考研究与助人方法的改变。然而，改变仍然处于一个渐进的阶段。虽然这些心理学家仍然坚持心理学是一门客观的科学，但是他们正在改变谈论的主题，因而在这一学科里可以开启一些大门，并且建构一些新的合作关系。几年来，学术领域的心理学家，也已经在接触社群之中实践着积极青少年发展、积极教育与积极疗法。

一个更根本的改变，是那些对整体心理学事业表示质疑的心理学家，他们在传统的界限之外，对于如何去看待、研究并支持人们去创造新方式以便能一起开创出理论与实践的方式。许多心理学家零星地被"后现代"这个词吸引，借以标识他们的观点，认为现代科学的原则——真理、现实与客观性，不应该再被视为基本的，认为我们与我们所寓居的世界是瞬息万变的、复杂的和不可预测的。但这并不是一个问题！这些革新者认为，或许，与其设法将主观性从秩序之中排除，不如我们接受我们的自我反身性（self-reflexivity），并且发明主观地研究人类生活的方法。或许，我们应该严肃地去看待人类是社会性的，而且心理学教导我们的独立自主的（self-contained）个体并不存在。或许，理解人类生活必须是文化的与哲学性的活动，而非科学性的活动。或许，理论家与实践者若能以画家、诗人、说故事的人或剧作家的敏感触角，看待人类生活的地景（human landscape），而不是通过生物学家或物理学家的科学工具，那么这个世界的人们会得到更好的服务。这些可能性带来的乐趣，暗示出心理学应该成为一个更具文化性的活动。

心理学家正在开始看见一些他们过往从未关注过的——过程（process）、可能性（possibility）与展演（performance），更多 p 开头的字。一直以来，心理学在传统上便固着于"是什么"，并且将自己放置于权威的位置，界定人类是什么以及特殊的人类是什么，包括各种个体与团体。发生在这个领域的转变的一部分，在于承认人类不只是"我们是谁"，而是还有"我们正成为谁"。心理学家开始看到过程（也看到这个看见的重要性），而非只是产出与结果。

一个相关的现象，是从"预测"转向为"可能性"的开启。预测，一直是心理学的主要支柱与依靠，即便在预测人们会做出什么行为上，有着明显的失败。许多激进的心理学改革者，已经开始扬弃预测，转而将关注的焦点放在理解，并且支持着人们能在既存事物上创造出新的可能性的能力。

最后，展演——包含在台上的正式展演和台下的表达行动——已经变成了心理学一个很热门的主题。当过程与可能性变得重要，行为（心理学向来关注的正宗题材）则相对变得比较乏味了。对越来越多的理论家与实践者来说，人类展演的能力——创造数不清的情境、脚本、故事、角色与性格描述——正是兴奋、成长、挑战与帮助之所在。

重燃对哲学家路德维希·维特根斯坦与心理学家列夫·维果茨基的兴趣，在心理学对于过程、可能性与展演的逐渐关注中，扮演了关键的角色。他们的思想——维果茨基为了研究人类活动的社会性、历史性、文化性而在辩证方法上的寻找，他对儿童发展的理解（"以超越我们自身的方式展演"），他认为语言完成了（completing）思考的主张；维特根斯坦反对私人语言（private language）的论述，他坚持语言以生命的形式（form of life）被理解和体验，他的语言游戏（language games）的概念——为新的关注与产出起到了重要的刺激作用。

本书的主题"社会治疗"，受益于创新的后现代实践与思辨开出的花朵，同时也继续贡献它的力量。弗雷德·纽曼在 30 年前建立了社会治疗，其相关社区方案——教育、青少年发展、剧场——是文化的、后现代的和展演的，远在这些用词变得热门之前，就已经这样在做了。然而，正是心理学朝向文化的、实践的和后现代的转变，才能创造出这样的环境，让社会治疗得以在今日被视为一个在理论与实践上的重要贡献。除了有书与文章专门介绍社会治疗方法在过去 10 年之间的出版情况之外(参阅附录),对此取向的讨论也出现在心理治疗以及心理学和治疗的各种流派的出版物中,包含人本的、批判的、社会建构论的、建构主义的与系统的流派。当更多的学者和实践者,抱着对传统心理学的了解与临床模式的反叛,找寻新的方法去接近许多时下社会里的挑战与不公平,社会治疗就变得更加意义重大。

《心理的后现代解构:社会治疗临床指南》借由它的奠基者弗雷德·纽曼——心理治疗师、哲学家、剧作家——对临床工作者的教导,来呈现出社会治疗是什么。第一部分建构了做准备的舞台。两位编者用不同的方式为读者介绍社会治疗与纽曼本人。拉斐尔·门德斯,一位在 20 世纪 80 年代受训于纽曼的社会治疗师,目前在纽约的布朗克斯社区大学(Bronx Community College)担任心理学助理教授,以他是如何向大学生"教授纽曼"(teaching Newman)的故事,搭建了一个舞台。至于洛伊丝·霍尔兹曼,作为发展并且教授社会治疗的研究训练中心的领导者,叙说她与纽曼合作近 30 年,充满智慧的历史,以及社会治疗的持续发展与其创造性的关键特性,借以创造脉络,让这本书后面的教学性对话可以出场。

第二部分则由誊录出的纽曼与治疗师们在各种教学与督导课堂中的一系列对话构成,根据主题进行组织。这些对话展现了社会治疗是一种即兴的、探询的、聚焦于发展的方法,并且处理咨询与心理治疗众多流派中临床工作者与学生所关切的实践议题。"社会治疗实践的核心议题",介绍社会治疗对于发展、创造性、即兴与展演的理解,以及如何处理认同、真相和问题的语言。"社会治疗的团体历程"聚焦从如何开启一个社会治疗的团体到如何跟团体说话（speak to the group）。接下来的两个章节，是更深入地探讨这个对话："发展社会治疗性的关系"和"治疗中的挑战：人及处境"。"社会治疗整合性讨论"处理会谈到社会治疗与其他领域的整合，如药物、身体工作、自助和灵性等。"社会治疗和哲学（与观念）"则回到核心的议题，从更为哲学观点进行探讨。书的结尾，以那些参与纽曼进行训练和督导课程的治疗师和训练中的治疗师做出的反馈，提出他们如何将教学运用于他们的实践中。

　　本书是为心理治疗师、临床心理学家、咨询心理学家、社会工作者，以及牵涉心理健康与人类发展领域的其他实践者、督导/训练师、学者/研究者或者学生/受训者设计的，对创造活动的、社会取向的及文化性的生活实践方法有兴趣的人，本书也是一份邀请。

致　谢

我们要对无数案主、治疗师、学生、机构同事致意，感谢他们共同创造了社会治疗。我们也要对以下人士献上我们特别的敬意。

· 我们的出版团队——莫瑞·达比（Murray Dabby），琼·弗莱施曼（Joan Fleischman），约翰·弗莱尔（John Fraire），埃茜·法默（Esther Farmer），玛吉·古尔丁（Maggie Gouldin），华伦·利本兹曼（Warren Liebesman），曼尼·施特雷勒（Manny Straehle），以及金·斯沃博达（Kim Svoboda），感谢他们艰苦的工作，转录并编辑原始的资料。

· 参与弗雷德·纽曼教学以及督导会议中的治疗师、训练中的治疗师以及学生，感谢他们与纽曼共同创造了刺激又精彩的对话。

· 霍尔兹曼在线课程的同事，与他们的对话协助形成了最后的终稿。

· 希拉·麦克纳米（Sheila McNamee）与威尔·华灵顿（Will Wadlington），他们热情投入这项计划并努力创造了一个新的心理学。

· 在布伦纳-劳特利奇（Brunner-Routledge）的乔治·齐马（George Zimmar），他的努力让本书得以出版。

· 弗雷德·纽曼，他永无止境的付出。

第一部分

1　搭建舞台

拉斐尔·门德斯

　　纽约市的百老汇戏院区的市政厅剧院满座了。再过几分钟，晚上的节目即将开始，入口的大门已经准备要关了。我很担心我邀请的上百人中，有些人会晚到 5 分钟，而错过这个聆听弗雷德·纽曼博士年度演讲的机会。场中闹哄哄的说话声，几乎每个人都注意到这个群体的独特之处，观众的多元性令人赞叹。在 1 500 个出席的人之中，有人期待来参加一个心理学的演讲——助人专业工作者、心理学家、医生、咨询师、社工与精神科医生，但这并不是美国心理学会。让这个活动不平凡的是听众的组成——好几百个纽约客，年轻或年老的人、来自不同地区、种族和职业的人，这是一个社区/社群活动。

　　纽曼针对进步的心理学与哲学主题对社区听众进行演讲已有近 30 年的时间，他一直相信，正是这些普通人需要拥有并实践最先进的理念，这样他们才能带来改变。每一年，随着越来越多的人投入其中，运用他的方法来重燃人类成长的心理、教育或文化的计划，听众的人数也不断增长。在这些计划当中的运动者、参与者、捐款者、支持者与学生们，都邀请他们的朋友与同事来到这个演讲现场，使他们可以认识这种人类发展的路径，并且体验纽曼独特的教学方式。

我是今晚演讲的一个组织者。作为一名大学教授、社群组织者和治疗师，我邀请了每一个我认识的人来参加今晚的演讲。当我在剧院里走动时，几乎每一个座位区，都有我的学生跟我挥手打招呼。在这些听众里，有我的超过 250 个学生。最后，我找到了一个特别在寻找的人，沃茨(Watts)。他是我以前的学生，现在的工作是在哈林区的一个住宿型机构当药物辅导员，他曾经是那里的居民。沃茨对于学习如何使用心理学来帮助他的邻居和社区很有兴趣，他让我想起年轻时的我。我邀请他参与今晚活动的组织委员会。他对于组织很有天分，我想要见见他带来听演讲的人。

他向我介绍了他带来的一整车的居民与辅导员，我为他的成功与发展感到骄傲。他组织了一群往往容易被社会遗忘的人，来听这个标题令人好奇的演讲——"改变一切：社会治疗介绍"。像许多其他人一样，沃茨喜爱这个主题，也认为他的同事和案主们会非常想学习如何达到改变。他为我介绍与他同行的一伙人。他们感觉是被欢迎的。

我再往前走一点，那边有更多的学生，是我在布朗克斯社区大学开设的团体动力课程的学生们。他们站在那里挥手的样子，好像他们就在洋基队的球场里面。他们今晚非常兴奋，因为他们已经从我和弗雷德·纽曼的书上，以及在舞台的展演中，学习了被称为社会治疗的新方法学与新心理学。今晚，他们将有机会直接聆听他们教科书作者的演讲。

弗雷德·纽曼在20世纪70年代中期建立了社会治疗，这是一种非认识论(nonepistemological)的治疗取向。在更早的10多年以前，他离开布朗克斯区的一个机械工厂，开始学习哲学，之后在斯坦福大学取得科学哲学的博士学位。他没有留在学术界太久。过去的30多年间，弗雷德作为一个教师、治疗师、戏剧艺术家与作家，将不同领域的人们聚集在一起，来创造一些新的东西——一个发展的社群。他为一般社会大众与学术圈写了许多的书与文章，来描述这个社群如何运作，以及如何成长、发展与学习。他在纽约市创建了卡斯蒂略剧院作为展演行动的实验室，越来越多的观众被他的戏剧吸引，而来到这个地方。他激发了"青少年发展学校"(Development School for Youth)的创立，这是一个针对年轻领导者的训练课程，把公立高中学生介绍给公司，让他们认识美国的知名企业。他是全美最大的反暴力且支持发展的青少年项目"满天星才艺表演联盟"(All Stars Talent Show Network)的创建者与合作执行导演。他也是一个特别的治疗师，带领一个每周进行的团体治疗小组、工作坊与课程。

在发展社会治疗理论时，弗雷德受到奥地利哲学家路德维希·维特根斯坦与苏联心理学家列夫·维果茨基的影响。在治疗工作的30年中，弗雷德整合了维特根斯坦对语言的理解与语言游戏的概念，结合维果茨基最近发展区(zones of proximal development，ZPD)的概念和工具—结果方法论(tool-and-result methodology)，用以创造社会治疗，来帮助人们学习用创造性的方式去展演他们的生活。社会治疗帮助人们创造出他们想要成为的样子。这个治疗路径的关键部分，纽曼称之为"用一个小写 p 来进行哲理性阐述"（philosophizing with a small p）。他相信哲理性阐述不是去学习伟大的哲学家说些什么，而是在我们的日常生活中进行哲理性阐述。哲理性阐述是一个活动，让我们去体验我们的生活，不只是社会中的当下，还有与此同时，人类历史连续体（continuum of human history）的一个部分。弗雷德主张，这是一个很重要的人类活动。若缺乏哲理性阐述，在历史与社会相遇的接壤处，要看见我们自己是非常困难的。通过对一般生活事件的哲理性阐述，弗雷德相信人们可以学习批判性思考和发现如何持续地创造我们的生命。我非常幸运地成为弗雷德的合作者，而身为发展社群的一员，我也参与创造了许多以社会治疗的实践为基础的社群组织和计划。我亲眼看到了伴随着参与哲理性阐述的活动而来的个人成长，而我也找到了一个方法，将这个活动带入都市社区大学的教室里。

我第一次遇到弗雷德是在 1978 年。那时我在波士顿大学取得我的临床社区心理学博士学位。一个朋友介绍我来到弗雷德正努力建立的一个新的治疗中心——社会治疗与研究中心（Institute for Social Therapy and Research）。我对这个中心的组织方式感到非常着迷。这个中心密切地与纽约市失业与福利委员会（New York City Unemployed and Welfare Council）一同工作，同时还受到一个福利接受者同盟的支持。这正是我想要实践的社区取向的行动心理学。

早些年，在 1972 年，我跟沃茨很像。我想要做一些事情来帮助我的社区，但是我不知道该如何做。20 世纪 70 年代，在南布朗克斯区的纵火事件比世界上其他的城市都要多，我所在社区的困境自那时就被详细记载。这些频发的纵火事件使得地主获利，却摧残了南布朗克斯区。南布朗克斯区俨然成了一个战区。人们生活在恐惧当中，害怕自己的公寓会是下一个被纵火的对象。只有少数人未受到地区荒废的影响。回想起来，被毁坏最严重的是这个社区的存在。

从越南回来后，我不知道自己要做什么。我曾有过一些短暂的工作，如盖屋和做安全警卫，后来我通过卡车驾驶工会找到了工作，负责驾驶卡车运送香烟和糖果到当地商店。我被一些社会与历史事件深深地撼动，希望自己在这些发生在我的社区与国家的事件中，成为一个更主动积极的参与者，但却不知道该如何做。我是一个既焦躁又容易生气、疏离的劳动者。我费了好大的劲才取得普通高中文凭，后来又进入了布朗克斯区的社区大学就读。

我在布朗克斯的社区大学及纽约的城市大学，第一次接触到心理学。我变得着迷于此：不只是人们可能会被生活经验伤害，他们也可以通过被帮助来修复这些伤害。我很天真地认为人们就是他们那个样子，而且也一直都会是那样。我特别被社区心理健康运动(community mental health movement) 吸引，这一运动希望每一个社区都有心理健康中心，以此来响应社会关切的事件并帮助那些需要帮助的人们。我选修了每一堂我能修的心理学课程，包括在雅各布比医院与布朗克斯州立医院的实习，在那里，我与所谓的精神病人一起工作。一位教授欣赏我的热忱，让我在一个社区倡议与辅导工作里担任领导，与贫困独居老人工作。我爱我的工作，也爱这些我照顾的老人们。对我而言，似乎通过心理学，我可以有一个有意义的工作，一个可以带来改变的方式。这个工作看起来似乎也是一个很酷的专业工作，比起运送香烟要好得多。

但同时，随着对心理学认识的增加，我越觉得不满足。我觉得可以有更进步的方法使心理学对社会局势的意涵变得更加敏锐，而不是个体孤立的导向。战争的记忆仍然鲜活，我自负地认为我可以利用心理学和社区心理健康运动为荒废的南布朗克斯区做些事情。我在公寓里找到一些濒临死亡的老人，并带他们去医院接受最好的照料，只是之后他们又回到那个使他们生病的糟糕环境。我认为一定有一个方法，可以将临床心理学的科学与社区组织的倡议结合起来。

想象一下，当 1977 年波士顿大学心理学临床社区博士班同意录取我时，我有多么震惊。即使我从城市大学光荣地毕业也得到了奖学金，我对自己成为博士研究生的这个想法仍然感到害怕。我想我很快会被发现是一个骗子，但我反而成了那个很快就发现这场骗局的人。社区心理健康运动在我从学校学到它们之前就已经消失很久了，对于沉迷于自我 (self) 的心理学来说，社区仅仅是个脚注罢了。在我第一次遇到弗雷德·纽曼时，我正在完成博士学位。他给了我一个千载难逢的机会，而我也抓住了。

弗雷德和我既相似也很不同。弗雷德是犹太人，而我是波多黎各人。他在 1940—1950 年成年，而我则是在 1960—1970 年成年。然而，我们的生长过程都很穷困，在南布朗克斯区也都属于劳动阶级。我们都在美国的战争时第一次离家，他去朝鲜，而我去越南。我们都在战后，以退役军人身份进入城市大学。弗雷德也打零工，他年轻时，曾在洋基运动场卖过节目单，也运送过食品杂货。他与哥哥一起当机械师，制造工具与模具。（他常常述说在制造工具与模具时，制造各种特殊类型的工具的经验。他将这样的概念带入心理学与社区组织里——每个机械师都知道，必须设计新类型的工具来创造结果，工具与它的结果都是同一个过程的一部分。）

从朝鲜战争回来后，他并不想当机械师。他半开玩笑地说，他想要做些没有实用性的事情，而且离机械师的工作越远越好，念哲学似乎能符合这个条件。读完书，在教授哲学一些年后，弗雷德对学术界的虚伪感到失望，所以离开学术圈转而进入社区组织工作。作为一个社区活动家以及一个激进的治疗师，他发现哲学的抽象概念其实是非常有实用价值的。而我最初受心理学吸引也是因为它的实用性（我认为这能够协助我去帮助我的社区），因此我幸运地受惠于弗雷德对哲学抽象概念的实用性的发现。

1979 年，在即将于哈佛医学院附属波士顿儿童医院担任心理学的临床研究员前，我受邀参与一个在纽约的社会治疗与研究中心的工作人员会议，这是弗雷德与一些同事刚刚建立的治疗、研究与训练中心。弗雷德与洛伊丝·霍尔兹曼正用他们《方法的实践》（*The Practice of Method*）的手稿，带领一个读书讨论会。我因而有了这个特别的经历：虽然不知道他们在讨论什么，但同时也觉得这是具有开创性与革命性的。我告诉弗雷德，波士顿也需要社会治疗中心，因而，他邀请我去建立一个。当完成临床训练后，我组织了一个由年轻专业者组成的读书小组，来阅读并讨论《方法的实践》这本书。在一年后，我们成立了波士顿社会治疗中心。我是第一任执行长，为病人看病，也训练新的社会治疗师。

波士顿的社会治疗中心至今仍持续运作，但在 1984 年，弗雷德邀请我回到纽约。他提醒我在布朗克斯区的波多黎各人要多于波士顿，那里是更需要我的地方。身为一个社区组织者，我投身于发展一个广大网络，联结实践弗雷德方法学路径的独立教育、文化和心理健康组织。

我当研究生的时候就开始教书，一开始，我教书是因为和学生在一起很好玩，我爱他们的抱负与热忱。我是个了解心理学价值与局限的老师，我是个公众人物，对于这个世界如何运转略知一二，所以我的学生似乎都很渴望从我这边学习些什么。但作为一个老师，我的火候还不够。大多数的学生会告诉你，好的老师与拥有专门技能和知识的人是不同的。当我成为一个全职讲师时，我开始检验我的教育学理念，专注于将我的教学朝向支持学生去学习如何学习，以及认识到学习去学习，这应该是可行且有趣的。

过去的 8 年，我在母校布朗克斯社区大学的社会科学院担任助理教授(我在 1998 年获得终身教职)。可以在我曾是个学生的校园里教书是一个相当大的殊荣。我感受到和学生的相似性，因为我也曾经跟他们一样。在纽约市立大学里有很多事变了，包含它本身。在我 1972 年入学时，学校有开放入学许可及免学费的政策，假如没有这样的方针，我能否进入或负担得起学费是很令人怀疑的。今天，逐渐增加的学费

(在 1977 年之后就已经不是免费的了)以及入学标准威胁并拒绝了许多贫困、劳动阶级的黑人学生拥有一个接受教育的机会。纽约市立大学像许多其他学院与大学一样，制定入学考试(placement exams)。上千个被纽约市立大学录取的高中毕业生在入学考试中失败，因此他们就在补救课程(remedial classes)的循环中，开始了大学生涯，而那些补救课程往往无法帮助他们通过入学考试。去年 6 770 个接受补救课程的学生里，只有 27％的学生通过了考试。

我很震惊于在我们今日的大学校园，要"回归基本"①(back to basics)的特性，非常缺乏创造力。这似乎很悲伤地讽刺着，当我们进入 21 世纪，教育体系却倒退到 20 世纪 50 年代。在学校这个陈腐的环境里，创造力实际上是缺席的，而我相信它的缺席跟学生在学习上的困难是有关系的。在这一教育危机下，许多学生是没有被充分发展的。

我们的学校把焦点放在获得性学习(acquisitional learning)，而非促进创造力与批判性思考。在这个信息时代，教育变成意味着陈述性知识(propositional knowledge)的获得，如"我知道这个，我知道那个"。在大学这个环境中学习，通常看起来像这样：当代的大学生走出教室后，拿起她或他的计算机，只要连上众多网站的其中之一，就可以搜寻到针对任何主题已经事先写好的论文。接着，学生就能够在教授认为他们应该要知道的问题上，迅速找到最接近的答案。他们变得精通于这个知道的游戏(knowing game)。

学生学习哪里可以找到"标准答案"以及堆积信息，但却很少学习

---

① 指高等学校的教育走回头路，倒退了。——译者注

如何去思考与创造。他们被要求做到的主要活动，是去记得那些被教授视为"考试会考"的信息（名词、定义、事实等）。无论是在选择题还是在主观题中，学生很少被要求去思考，而是去重复那些他们被告知是重要的信息。这是大部分大学判定学生的学习是否合格的方式。

我相信教育学的响应并不是要"回归基本"，而是要重新启动发展——让学生能超越自我。这是我从弗雷德那里学得的方法学，这与补救矫正的方式截然不同。我从弗雷德那里学到一件有价值的事，就是练习去挑战传统对于学习的假设，以及让我的学生也参与这个活动。在课堂上，我致力于支持我的学生去创造一个新的学习环境（列夫·维果茨基说的最近发展区，这是我从弗雷德与洛伊丝·霍尔兹曼那里学到的），在这样的学习环境里，学习是去做那些你不知道该如何做的事的活动。当人们被要求去创造某些事物时，他们必须去重新组织他们所知道的，才能产生新的事物。他们生产出的是他们的活动的产物，而不是那些早已被教授决定好，被认为是学生应该记住的东西。创造性的活动（activity of being creative）是过程导向的，帮助人们踏出原本他们观看事物的典型方式，打破分类并重新看待事物。相对于获得性学习，创造性的活动能促进人类的发展。这是"你不做自己"（you not being you）的创造性活动，随着你超越你自己，以及你的认同时，它带着你并发展你自己。这个"你做自己与不做自己"（you being you and not you）的辩证过程，同时也是生成（becoming）的发展性过程。创造性活动包含内化与运用别人的例子，但并不是要精确地模仿他们，而是在实际去创造某些新事物的社会过程中运用这些例子，这是纽曼和霍尔兹曼(在维果茨基之后)所称的创造性模仿(creative imitation)。

我教授的团体动力课程，不像传统的大学课程，没有明确的课程架构，没有一串关键的专有名词，也没有标准答案。当我第一次被分配到这个课程时，我考察了一遍传统的心理学教科书，我注意到它们对于团体的定义跟弗雷德有根本上的不同。传统心理学对团体的认识是，团体由有共同目的或共同脉络的个体集合在一起。通过我早期接受弗雷德社会治疗的训练，以及提供社会治疗训练的督导经验，我学到关于团体的不同概念——团体本身作为一个存在实体，有别于构成团体的个别成员们。

当弗雷德训练治疗师实践社会治疗时，一个重要的焦点在于发展治疗师看待团体以及与团体产生关联的技巧，而非构成团体的个体们。一个社会治疗师会问："团体今天怎么样?"或是"团体想要做什么?"团体实体存在的哲学性信念，对社会治疗来说是根本的，社会治疗师是在面对整个团体，而非个别的成员。这个对团体的理解挑战了传统心理学，也促使我更为激进地思考我想要教导团体动力课程的方法。

我决定使用弗雷德的畅销书来作为这堂课的教科书——《让我们发展吧! 持续性个人成长的指南》(*Let's Develop ! A Guide to Continuous Personal Growth*)和《集其一生的展演:朝向幸福人生的实践哲学指南》(*Performance of A Lifetime : A Practical-Philosophical Guide to the Joyous Life*)。为了增进我自己的技巧，更有创造力，我在"集其一生的展演"系列方案中报名参加了一个个人发展课程，"集其一生的展演"是一个受弗雷德的社会治疗路径启发的即兴创作方案，以成人创造力的发展为目的。在那里我学习即兴创作的活动，让人们参与展演活动，展演是自我意识的活动，用来创造我们在这世界如何存在。使用文化展演的方式（cultural-performatory approach）支持人们去打破他们被预先决定的社会角色，这些社会角色通常会通过内化与认同来妨碍我们的发展（"噢不，我不能这样做，那不是我！"）。在我的团体动力课堂实践着这个方向，让我与我的学生能打破我们身为教授和学生的角色，并且创造一个新的学习环境，在其中我不仅可以以教导班级（团体）而非个体为目的，我们也可以一起共同关注与决定团体的发展。

一开始我使用一个非常普通的教室，让我的学生重新排列椅子来创造一个舞台区域，这样他们就可以根据他们阅读《让我们发展吧！》和《集其一生的展演》的内容来表演即兴活动与讽刺喜剧。震天作响的笑声干扰了其他的班级课程，以致我必须寻找其他的上课地点。我选择了一个礼堂，结果证明那是一个理想的选择，奇特的环境使这堂课一开始便显得不是一般的课程，学生们在舞台上、在现场观众的面前表演他们的活动。

通过弗雷德的书，我向我的学生介绍哲理性阐述和展演的重要性。举例来说，在我的学生阅读"在接受的文化中给予"（Giving in a Culture of Getting）（是《让我们发展吧！》其中一章）之后，我要求他们即兴创造一个有两种不同结局的讽刺剧。在相似的情境中，却要创造不同的可能性，让他们有机会开始思考问题的哲理性阐述活动，如我们何时决定去给予？我们给了谁？我们为什么给？"给予"本身有发展性价值吗？

哲理性阐述，指的是有自我意识的思考。在我们的生命中，日常生活充满了平凡的决定。通过哲理性阐述的活动，学生们学习批判性地思考。我问他们问题，探索我们基于何种假设来思考。我在寻求创造出一个不带假设性前提，不假设他们或我知道任何事的对话。

有时候，他们被指派为学校校园做文化演出。举例来说，他们在上学期创作了一个关于"治疗会谈"的论坛。他们邀请一个讲座者，并组织学生来参加这个活动。在论坛中，学生们表演了一场戏剧，描述他们接触医生与咨询师的经验，并且让专家在他们提出自己的专业意见时，不去听他们所说的。这喜剧的幽默不只使论坛议题的意义更为清楚，也同时创造了一个环境，使讲座者可以引导一个开放与生动的对话。

借着日常在课堂上和偶尔在学校中创造、生产和表演文化活动，学生们投身于一个从本质上来说是集体的而不是个别化的活动，因而也在他们当中建立了一个社群共同体。表演者努力让在舞台上的伙伴看起来很好，这个基本的付出活动挑战了大部分学习环境中的竞争性特质。学生们说我们做的事情跟其他课堂表现出明显的不同。在其他课堂上，他们很少遇到他们的同学，并隐晦地不鼓励分享知识，因为这样使他们每个人能看起来比别人好。而我的教学唤起了他们哲学性的疑问，挑战了他们对学校作业与学习的概念。

通常从课程开始的第一天到最后一堂课，我的学生都感到相当困惑，但他们是有创造力、有活力地在创造与展演。确实，他们的困惑和"不知道的体验"就是发展所需要的条件。这就是弗雷德指的非认识论。他们必须与"自我"的传统概念，以及"认识你自己"和"认同"这些相关的治疗概念交战。学生们有机会认识路德维希·维特根斯坦对于私人语言的了解，并参与"创造意义的问题"(question of creating meaning)，而不只是使用语言。他们和一些概念的思想史交流，如认同、自我和他者，以及这些概念如何影响他们的日常生活。

这些关于展演、发展和社群的发现，成了我这门课程强调的独特结构。学生以一堂课为载体共同建立一个可以促进学习并发展的学习环境。我发现不论是针对教育的危机，还是心理学无法回应人们正在面对的各样社会议题，这个方法论取向都能提出有重要意义的解答。它支持学生创造新的社会环境，他们可以展演和创造文化——用新的方法来看待(seeing)与存在(being)。我的同事曾经问过我，怎么可能在没有教学大纲的情况下进行教学。我回应道："假如这个课程已经被事先决定，学生们如何能创造？"在我的经验当中，学生们产生的创造力总是远超出我的期待。

我特别热切地关注《心理的后现代解构》这本书的形成，书里呈现的弗雷德是个非常特别的老师，而他的确是。我已经看到弗雷德的书如何影响了我的学生，甚至远超出教室。有些学生在修了我的课之后会问："弗雷德还写了什么书我可以看？"这本书就是写给他们以及那些对成为治疗师的训练感兴趣的人们，或那些想要接受更进一步训练的人们。

就是这些了，让我们回到市政厅剧院。弗雷德将如何谈论"如何改变一切"呢？就像每个在这间剧院里的人一样，我坐在听众席，无法遏制我的兴奋与期待。弗雷德是一个很棒的演说家和说故事的大师。他的演说引人入胜、耐人寻味、有深度，却又看似如此寻常。从他的开

场白，就可以明显地感觉到他对方法论的独特见解。他感谢每个人来
到这里参与这个活动，接着，用独特的魅力拿自己的演讲标题开玩笑，
也同时展现出他对何谓"改变一切"的理解。他说："举办一场标题为
'改变一切'的演讲是件自相矛盾的事。因为演讲无法改变任何事。并不
是我要去改变一切，而是你，以及上千个像你一样的人，有能力去改变
一切。所以，假如你来到这边是想听到一个激励人心的演讲，那么你就
来错地方了。你才是那个鼓舞人心的人，不是我。"

在接下来的几天里，我的团体动力课程的学生既兴奋又充满疑问。
"我喜欢这个活动，但我原本以为它应该是一个心理学的演讲。为什么
他说了这么多好像对的言论？""哇，这实在太有趣了，但是，他到底在
说些什么啊？什么是一个……我不确定要如何发音……范式（para-
digm）？""我喜欢这些人，我从来没有去过任何像这样的地方。我喜欢
大家在一起的感觉。我喜欢关于社群的部分，我们也需要有一个社
群。""我觉得我知道他在说什么，他在说一些很重要的事，虽然我无法
描述他说了什么。"这个演讲对我的学生来说，是一个美妙的机会，去
体验一个他们也在参与建构的更大的发展社群。

我告诉学生，我关注的是在市政厅剧院里的观众是如何特别，他
们都是来自各行各业的普通人，就像我的学生们一样，他们彼此分享
这个经验，也对此有许多不同的响应。我也告诉他们，弗雷德不相信
范式转移会因为科学机构或政府自上而下地引进了新范式就会发生。
相反地，他相信范式转移是社会文化转变的产物，是由社会的群众生
产出来的，而这需要好几年的时间才能发生。他认为转变范式的活动，

创造新环境与活动的文化活动，以及建立社群的活动，是不需要区分的。我提醒我的学生，弗雷德持续地想要去组织新的文化活动，使人们借由一起创造社群来拥有看待事物的新方式。

作为一个社群的组织者，我帮助弗雷德建立一个独立社群，来帮助人们看到他们可以创造改变的新概念，让人们能有新的联盟，若不是如此，这群人不会聚在一起去建立社群。作为一个教授，我支持学生去创造一个未事先被决定好的新学习环境，在这样的环境中，他们可以有哲理性的阐述，用抽象概念游戏、表演和创造文化，并建立一个社群，在那里他们不需要因为不知道而觉得不自在，可以自在地、有创造力地学习和发展。

我看到自己是如何幸运，在历史上的这个时间点，意识到我的教师工作是可以实现个人抱负的。我很幸运能向你介绍一些关于弗雷德的教学，就像我对我的学生所做的。这些抽象概念对于我在布朗克斯的学生们有相当实用的价值，而我也相信，它们对于这世界上的普通人来说也是同样有价值的。

2　导论：创造脉络

洛伊丝·霍尔兹曼

动机的发现

为什么是"心理探询与调查"①？为什么用这个标题，来呈现一位相信心理学是一种神话和迷象的男人的思想，以及与他的对话内容选集？

答案很简单。这个男人是弗雷德·纽曼，他非常喜欢这个标题，并享受于此。作为一个受过学术训练的语言与科学哲学家，弗雷德很早就受到破除传统(iconoclastic)的哲学家路德维希·维特根斯坦影响，而且仍然认为维特根斯坦过世后出版的《哲学研究》(*Philosophical In-*

---

① 本书英文书名为 Psychological Investigation：A Clinicaialis Guide to Social Ther-apy. 本书无疑是弗雷德对于心理学后现代主义思想的解构。因此，中文书名为《心理的后现代解析》。——译者注

vestigations）是至今最棒且重要的书籍之一。在编辑此书的早期，弗雷德告诉我，他一直想要写一本叫"心理探询与调查"的书。虽然严格说起来，他并没有"写"这本书，但此书确实包含了他说过的话，而我也很愿意完成他的愿望。除此之外，这个标题很适合这本社会治疗方法的对话选集。弗雷德的社会治疗，无论形式上还是内容上，都是一群平凡人，以实践为导向进入心理学中进行探查。

本书尊崇维特根斯坦，而且这本书的内容也关联着他的哲学方法。基于这个理由，这个标题是有点带有挑衅意味的，它无疑会让一些读者感到不安，而这也和弗雷德被认为的形象一致——总是带着挑战，想挑起些什么（provoke）的人。他挑衅的本质（从我认识他开始，就是如此，有时是关爱的，有时有些无礼）可以分成两部分：一是他深具远见，二是他思考/说出/用自己的行动验证辩证。过去几十年，我已确信那些只看到重大问题却不会使用辩证法的人常常认为弗雷德对某些事情的看法有些自大。我组织这本书的目标之一，便是要强调弗雷德在治疗领域中的辩证实践。

弗雷德认为辩证，更明确地说，是辩证的唯物主义（dialectical materialism），是一个改变世界的方法论，而不是仅仅从一种观点或立场去看这个世界。简单地说——遵从马克思——辩证法并不是一种对现实的解释，而是对现实的改变。在人们的实践中，辩证法拒绝各种形式的客体化（objectification）和二元论（特定的实体、内在想法与外在现实、心智与身体、人与环境、感受与行动等），也拒绝活动本身与对此活动的沉思/反映的距离化，这种沉思/反映针对的是一元论的关联性

(monistic relationality)、持续性的历史过程与人类活动。换句话说，实践辩证法就是活在关系中与活在历史中的存在(鉴于我们所处的这个物化的文化，这一论点要尽可能地贯彻)。如同弗雷德在一段训练会谈中所说：

> 我想，我们需要一个方法论，要能为在历史当中的所有事物的相互关联性赋予意义。传统的、因果的、客观主义的谈话方式，容易让我们觉得我们可以特定化(particularize)某个事件。但重要的是，我们要的是能够历史地谈论事物何以为此，要能传达我们彼此之间的沟通，并不只是具体化的特定事物，也不只是一个新的方法，而是一个有全新意义的方法论。这个新的方法论便是辩证法。

社会治疗——弗雷德创造出的这一个帮助人们在情绪上成长的路径，便是对这个新方法论的实践。在学术圈，我们通常将社会治疗方法论描绘为维特根斯坦和维果茨基的治疗性综合体。在阐明新的方法论意义，以及有关语言的新的、非因果的、非客观主义的理解方面，没有人比苏联心理学家维果茨基更接近维特根斯坦。维特根斯坦和维果茨基之间的相似性并没有被学者们忽视，如肖特(Shotter, 1996, 2000)，而弗雷德与我也都持续参与了一些在期刊上和学术研讨会中进行的辩论。我们对这些理性的讨论能有所贡献的基础是弗雷德的实践，也就是这一糅合维特根斯坦哲学方法和维果茨基心理学方法的有效的综合体。

但社会治疗不是从这个方向开始的，而是当弗雷德开始看到维特根斯坦和维果茨基理论的治疗性的一面，以及同时地，当我和他开始看见社会治疗的维特根斯坦和维果茨基的一面，才逐渐朝这个方向开展演进。多年来，社会治疗极大地受这个治疗性综合体滋养，或许它也为学术界对于这两个伟大思想家的理解，增加了另一个角度。

我和弗雷德从 1979 年就开始一起写作，我们自己出版了《方法的实践》（通过我们在纽约运作了 10 年的社会治疗研究中心）。这本专著是一个有宏大追求的尝试，特别因为我们的组织才刚成立没多久，而弗雷德与我也才刚开始合作。我们把许多对于了解人的主体性很有意义的议题跟不同的概念架构放在一起，特别是那些对于人们的主观性具有的潜在约束，它们影响了一般人朝向激进的社会改变。马克思、维果茨基、乔姆斯基（Chomsky）、弗洛伊德（Freud）、奎因（Quine）、戈德尔（Gödel）和维特根斯坦的理论，都属于我们讨论的范畴。而《方法的实践》的副标题——"社会治疗基础的导论"（*An Introduction to the Foundations of Social Therapy*），在另一个意义上提示这本专著是第一次想要分享弗雷德如何做治疗的尝试，而且我们相信社会治疗的方法是值得被关注的。

社会治疗在当时是比较新的方式。弗雷德和一些他训练的外行治疗师已经实践这个方法大约 5 年了，而我研读并教导这种方法只有 3 年的时间。当时身为一个年轻的发展心理学家/心理语言学家，我从弗雷德那里很快地学习到分析和马克思主义哲学，以及政治和社群组织。当时，不论在传统主义者或是激进主义者的机构化心理治疗/心理学课

程里，社会治疗几乎是没有声音的(甚至连边缘都够不上)。我们撰写
《方法的实践》去学习关于社会治疗并发出我们的声音。我们希望它能
够产生些刺激作用。

在那之后的 20 年内，为了学习以及引导，我们持续地写作。我们
调整我们的声音(有时候)以便与制度化的论述达成一致，同时也试图
去重新组织课程的整体性。我们已经整合创造出一些新的名词，如社
会治疗、临床历史以及方法的实践；我们从其他学科或相关性模糊的
心理学理论得到合适的名词，如"工具即是结果"的方法论和行动理论；
我们已经归纳出它的方法论作用，就像维果茨基与维特根斯坦的综合
体和马克思主义；而且我们将这些已经被心理学认可的专有名词放在
一起，如发展的、临床的取向。我们甚至发展出"反对"的路线——反
心理学、反范式、反治疗。最近，我们强调社会治疗的基础在于展演
(performance)，以及创造词组，如文化展演的取向、展演的治疗和展
演社会治疗。命名作为西方文化，以及全球经济中真正重要的活动，
将是我们会继续玩下去的一个游戏。

按学术标准来看，弗雷德和我是多产的，在过去的 8 年当中，基
于学术的压力，我们出版了 6 本书，我们发现自己占据一个有适度影
响的位置，在一个新兴的、革新的心理学运动中被标记为正面的评价，
以一个文化的取向去了解人类的生活。但无论我们在这个竞技场中如
何成功，我们试图去跟我们的同事和其他实践者分享社会治疗这件事
却是失败的。尽管距离社会治疗实践的伟大成功还很远(成千的人借由
参与治疗行动被帮助，也有数百人接受训练)，至于社会治疗是什么，

没有人知道，只有这些参与者自己才知道。我们要怎么样去理解这样的失败呢？

一方面，我们有些学术评论家曾经说过，我们在做的只有亲身参与其中的人才能了解（Nissen，Axel，& Jensen，1999）。我们倾向于赞同这个说法。学院的理解模式与社会治疗团体和社群的理解模式之间的差异（或许两者是无法调和的），也的确说明了事实如此。毕竟，为达到所谓客观性而保持的学术距离，正是我们要批判的。基于实践批判（practical-critical）的氛围、社会治疗及我们的观点，我们认为客观的标准并非评估的有效工具，这种为了保持一段距离而取得的认识，尽管声称是客观的，但仍必然是主观的。而这种认识，强调的是解释的主观性，而非历史的主观性。当学术同行在没有参与的情况下试图去了解我们在做的，他们最后所能想到的是将我们对客观性根本的拒绝视为方法论的瑕疵或道德上的短处，而不允许我们所赞成的自我反身性对他们在学术实务上（参与和理解）带来冲击。

另一方面，对于无法成功地将社会治疗呈现给那些没有参与其中的人们，也与我们呈现的方式有关。或许弗雷德与我太过于理论性和太关注于说清楚社会治疗的方法学，以及与认识论方法学的差异。或许，在实践批判上，我们并不够实际！我们没有展现出社会治疗运作的实务。这几年来有好几次，我试着写下对于社会治疗团体对话/活动的解构。在《知的尽头》（*The End of Knowing*；Newman & Holzman，1977）这本未竟的书中，试图记录一个社会治疗团体过程，但草稿仍然是不尽满意而未完成。几年前，在我的力劝下，弗雷德同意询问一个他持续进行的治疗团体，是否允许我们对几次团体过程录像记录。我以为假设我们能呈现几个团体的整体和团体的发生过程，人们也许能够亲眼看到社会治疗，而不受我作为研究者的解构分析影响。我们录下了两次团体过程，并将未加工、编辑的录像带分配给同事们。虽然从摄影机的视角，录像带或许可以呈现弗雷德运作社会治疗的方式，但我和我的同事，都不觉得这个录像带很具有启发性或令人满意。这也许是因为当一个人在观看任何治疗时，都会特别倾向于寻找所谓的"治疗性推进"（therapeutic moves），而这将会导致人们很难看到关联性的活动。这样观察的方法特别会使人们对社会治疗有所曲解，因为很难从录像中辨识出有什么"推进"。

在本书中，我们采取了不同的方法。或许，如果我们分享一些弗雷德是如何教授社会治疗的，读者可以稍微看到他的实践。或许，用弗雷德和治疗师以及正在接受训练的治疗师的对话作为实例，这样可以展露出他更多的方法，比起对治疗会谈进行 5 分钟的快速批注，或整整 2 小时用摄影机"捕捉"的团体历程会更好。几年来，我参加弗雷德带领的工作团队以及受训者的训练与督导，总是非常喜爱这些谈话，而在撰写这本书的过程中我发现了我喜爱的原因。我想是因为在弗雷德的教学和训练当中可以看到，他作为一个治疗师的独特性及重要性（事实上，作为一个治疗师，他做的事与其说是治疗，不如说是教学和训练），通过参与他的治疗团体绝对可以"体验"到这些。但是在经过几次失败的尝试后，我接受了一个结果：这样的体验是无法在脉络中被"看到"的。社会治疗太缓慢、太平静、太平常、太没有结构性、太没有重点了。相对地，教学和督导过程（看起来似乎）比较有重点——参与者作为治疗师，想要在他们的实践当中对特定议题获得帮助，而且这样的过程有可以被辨认的结构——被问出来的问题以及被给予的回应。举例来说，一个社会治疗师描述一个特别困难的团体过程，并询问接下来该怎么做；一个受训者询问发展团体是什么意思；一个受叙事取向训练的治疗师参加社会治疗的入门课程，他想要学习更多关于社会治疗对于"人类总是在展演"的信念，如何在做治疗的过程中体现出来；等等。

弗雷德做治疗的方法的独到之处，以及为什么我相信他的工作应该让心理治疗师们研究，在于他辩证地结合了哲学的敏锐感知力，实践者的经验和关切，以及艺术家对创造力的爱好。我认为或许在教学和训练的对话中可以看到这些特质，而这些是本书中的内容。

弗雷德在心理学、心理治疗以及社会工作领域并没有接受过正式的训练。他并没有被传授过许多关于专业工作者在从事与心理疾病相关工作，或在帮助有情绪困扰的人们时，应该要有的技巧和工具。然而，当他在 20 世纪 70 年代的早期开始做治疗时，他的确拥有一些经验：哲学的知识（know-how），特别是在科学哲学以及语言哲学上；变革者对社会转化的热情及信念；机械工程师对于事物是如何被制造的欣赏；劳动阶级的人本主义；对于"疯癫"的自在共处。把这些混合在一起，从 20 世纪 80 年代晚期，他开始写剧本和导演戏剧，并一直以一个戏剧实践者的路径展开创造性的历程。

在超过 30 年的时间里，他持续发展、实践和教导他治疗的风格，而这些要素交织、发展趋于成熟为一个精细复杂的路径，用以重新启动人们情绪的成长。社会治疗是一种艺术的形式，同时，它在根本上是方法论的而非实质的（substantive）或解释的（explicative）。这样的结合使社会治疗在众多治疗取向当中独树一帜——我们也可以认为，或许社会治疗甚至不是治疗。作为一种艺术和方法论，社会治疗在理论上曾经是与传统心理治疗不相干的，而对于实践的心理治疗师来说却是极度有用的。正是这个特质，使得社会治疗虽然在一开始是令人却步的，但却被许多不同治疗流派的治疗师拥护。在这篇导言的其他部分，我引入了治疗师、受训者和弗雷德之间的对话片段，来协助说明我想要强调的社会治疗的特性，也预告本书接下来的内容。

一个哲学家的实践

> 抽象概念是危险的，除非它能使群众投入其中。我认为抽象概念并不是简单地"可以"让群众来完成的事情，还是一个能使群众投入其中的重要发展活动。人们必须要知道如何进行哲理性阐述。[①]

在弗雷德于 1996 年出版的《集其一生的展演》这本书的开头章节，弗雷德要我们去想象，那些我们每天生活的真实场景，就如我们站在超市的肉摊前，讨论着晚餐要吃鸡肉或汉堡排一样。他极力主张，我们最需要进行哲理性阐述的就是这些"世俗的社会时刻"（mundane societal

---

① 此处与接下来在段落开头的引用话语都来自弗雷德·纽曼。

moments)（Newman，1996，p. 29）。我们需要让我们自己体验到矛盾就是人类生活的状态——我们的平庸与不凡，我们同时发生的伟大与渺小，我们在历史与社会上辩证的"位置"，这些种种的交织。举例来说，假如我们可以在问"鸡肉或汉堡排"的问题时，同时感受它所在的社会时刻中的重要性，以及它在历史里的平凡性（triviality），那么我们就可以享受一个有历史感的时刻——我们的凝视通过社会的镜子折射转向，从而瞥见自己在人类生活的文化历史整体性中，作为集体的生产者（与每一个其他人，在过去、现在和未来）的样貌。

如果没有这样的经验，弗雷德认为我们依然孤独、疏离，甚至常觉得悲哀，将我们自己和其他人视为仅仅是社会此时此刻的产物，是完全被特定环境中的个体化生活决定的。然而，在一次又一次地拥有这样的经验后，我们会感谢我们共有的历史性，这些让我们可以愉快地生活着。这个需要的就是哲理性阐述——对弗雷德而言，就如"鸡肉或汉堡排"这样小事情大问题的社会对话活动（Newman，1996，pp. 29-30）。这种哲学性活动可帮助我们跳脱心理学着眼的主体性（subjectivity）——一个自我中心的、特殊的总体（universe），而进入历史的主体性——没有源起（beginning-less）也没有结束的（end-less）世界的整体性，包含人类和每一个人。

帮助人们去体验在生活当中的矛盾，是弗雷德的治疗工作中尝试如何使用正式概念的一种体现。从事治疗几十年的经验，使他更加确信抽象概念在人类发展中扮演一个相当重要的角色，而这个观点是借由哲理性思考而非心理学概念形成的。特定与整体之间的关系、可判定性、检验的理论、似是而非的论点、矛盾，如果与我们的思考和说话是有关联的，那这个关联是如何产生的——这些以及其他伟大的思想家在科学哲学、语言哲学、数学基础上思考的棘手主题，都是一般的平凡人需要去思考的。这些方法论/哲学的谜题，对弗雷德而言，与主流心理学的抽象概念(物体恒存、暂时性、因果关系、普遍化和预测)是一样的，甚至与情绪和认知的成长更为相关。事实上，若未能带入方法论/哲学的概念思考，我们就会被心理学客体束缚，而无法理解这些客体的基础哲学假设，这些客体在塑造我们的知觉、理解与经验中扮演的角色，以及它们使之恒存的社会关系。

教 条

治疗师 *① ：是什么使心理学如此难以接受新的治疗取向？我在一个非常传统的临床环境中工作，那些"知者"(knower)都想要把病人塞进旧有的治疗方式里。所以我想知道心理学到底需要多久时间，才能像其他学科一样清醒过来，如艺术?

弗雷德：嗯，我的答案将会是十分哲学化的，但请稍微忍耐一下。我认为，相对于艺术、医学或建筑学，心理学非常难以如此，是因为心理学并没有题材(subject matter)。因为没有题材，心理学对于"为何它本身是一个题材"的主张会变得更加武断，正是因为它并没有！没有任何事比为自己所没有的事物而辩护来得更武断了。你看一下世界的历史，就会发现那些最武断的主张是关于它本身的存在是高度被质疑的事物。在我看

---

① 加 * 的治疗师是训练中的治疗师，全书同。——译者注

来，心理学就在那个范畴之中。

大部分我们与心理学持续进行的对话里试着去做的，是在探讨这个根本的议题。在我们看来，以本体论的观点来看心理学的本质，并不是去了解人类成长与发展的恰当的题材。我认为这使得当下的心理学比关于人类成长和发展的文化研究，还要武断和缺少帮助，或许以活动作为题材才可能有出路。

转化整体性

在社会治疗中最主要的问题是："团体如何展演它的活动？"

弗雷德相信，社会治疗核心（抽象）的概念是，团体可以使人们的生活有所不同，无论在东方或西方的思想中，这都是个备受争论的议题。对于他来说，"团体是什么"这个问题，是最根本要带入讨论的，不是只有在做团体治疗时，更是在生活中的所有层面。这是因为我们如何理解团体对我们在做的事有很深远的影响，而我们通常并不明白或没有意识到，团体到底真的存在吗？或者，团体只是把个体用不同的形式排列组合，而"团体"只是用来描述特定集合的人所用的简写代称？我们如何回答这个问题，在社会治疗中扮演了一个非常重要的角色。

对于社会治疗，这个抽象思考的问题若不实际点则什么都不是。在社会治疗中，治疗性的帮助来自团体作为一个单位是具有社会创造性单元的发展。社会治疗的活动包含一而再再而三地转化团体，所以，假如团体并不存在，我们又怎么能转化它们呢？

什么是团体？做治疗时，为什么团体这么重要？

弗雷德：多年来做团体治疗的经验中，有一些人，无论他们言明与否，会坚持认为团体只不过是个体的集合这一立场。而各种道德的、伦理的和实用主义的东西都会随着这一立场而来。假如团体只不过是个体的集合，那么几乎立即伴随而来的，你应该在团体里做的，就是想办法弄清楚如何让每一个个体都能得到他们的公平分配。

这是一个根本的议题，不仅是在治疗中，在生活中也是如此。它提出了关系的存在性特性的问题。关系是否是真实的存在，或者它们是否可以被分解成组成要素？我不否认个体的存在，但我认为个体是次要于关系的。就像我看待这个世界，它充满了团体、关系等各种组合，而人们作为个体要做的，就是在成长和发展的某个阶段，在一个根本上是关联的世界中被理解。

我认为西方传统是实证主义的传统，在花哨的哲学家语言中有时被称为唯名论的传统。在这个传统中，我们倾向于将世界看成最终可分解为基本元素和特定事物。在 20 世纪的后期，心理学有一个深远的改变——转而认为最基本的并不是个体，也不是元素，而是关系。我认为这个改变就是后现代主义，而这样说的话，我认为自己是后现代主义者。我认为关系、团体与集合——这些抽象的东西——是名副其实的、真正的和重要的存在。

团体对我来说是一个很大的议题，我认为它影响了众多世俗之事。我们如何与其他人产生关联，主要视我们多大程度认为有一个叫关系的东西存在。当听到人们说"我与某某人在一段关系中"的第一时间，我想在治疗工作中朝向的是，当你说你在一段关系中时，你确切所指的是什么意思？"这个关系"和"你与另一个人"在存在本质上有没有什么差异？

我在家庭治疗中会问的第一个问题是："谁在家庭的这边呢？"（Who's on the side of the family?）通常他们会看着我，如我疯了一样，他们认为这个问题是很荒谬的。我某种程度上可以理解为什么有些人会觉得这问题荒谬，因为这个问题有一个前提假设，"家庭"这个概念有什么是可以被辨识出来的，而与"组成家庭的人"有所不同。我并不是在说他们是错的而我是对的，而是在观点上，这里有个非常深远的差异，假如你接受有个东西叫"家庭""关系""团体"，在我们抽象的假设上，就会有很多的转向。

治疗师*：在社会治疗团体里，人们的行动与想法塑造出团体存在的样貌。这不就说明了团体是个体的总和以及个体行动的产物吗？

弗雷德：我同意人们在团体中怎么行动会塑造团体的样貌。另一方面，人们并不是孤立隔绝的，而是在团体的脉络之中。毕竟，团体的存在是一个很重要的前提假设，让人们去做一些塑造团体的事。它并不是好像有一瞬间，一切都空白了。人类并不存在于荒岛上，如鲁滨孙漂流记般。我们是一个社会的物种。"人们塑造团体"和认为"团体在独立于这个活动之外并不存在"是不一样的。依我看来，我们创造的东西可以被认定为个体的看法，根本就不正确。这就是我们人类存在的迷人辩证——我们可以改变事物，我们的确改变事物，我们转变事情，但我们所做的从来都不是抽离于社会安排之外，而不受其制约的。我认为创造是持续的，从来都不是无中生有的。

治疗师[*]：也许是否有个叫团体的东西并不重要，而是你相信什么，换句话说，就是你如何行动。

弗雷德：嗯，你提出了一个非常复杂的哲学性问题。有些人相信一些事情，并以此推及来确认其他事物；而其他人也相信，但并不会坚持认为他们所信奉的与所有事物实际的样子都相关。所以就某些方面而言，你问的问题的答案主要视你指的相信（belief）是什么意思。

　　有些相信似乎与我们的所作所为并无太大的关联，但是其他人却深受影响。举例来说，红灯时不应该跨越马路，因为我们相信"可能会被车撞"。我把"对团体存在"的相信（或不相信）放在这个后者的分类中。你可以做任何事情来佐证你不相信团体的存在，假如你不相信团体的存在，你就没有办法接受团体的成长和转变也可能转变你自身的可能性。假如你只相信个体，那么你将会倾向于认为你在团体中是为了你自己的个人成长或进步，而个人的成长与进步与团体的成长之间，并不必然有特别的关联。

这是一个我尝试着要在社会治疗中带入的基本概念。在社会治疗里，如果你愿意的话，人们的任务是共同地改变这个被称为团体的东西，因为正是这种转变环境的活动，对所有参与其中的个体是具有转变性的。团体并不只是个体的个别化成长的脉络。是的，这在社会治疗中是个持续的挣扎与努力，而我也可以理解，因为我们都被社会化，并且要用根本为个体的方式来看待我们自己。我并不是在反驳个体性，而是在反驳以个体为唯一的根本性。

我们已经将社会性社群感从自己身上拔除了。假如你想要用夸大的词汇来表达，这就是我觉得这个世界有问题的地方。我们已经失去了社会性的感知，转而拥戴个体的概念。虽然在启蒙时代，这是一个很大的、革新的进步，但是在过去的好几百年间，对个体的崇拜爱戴，剥夺了我们的社会感、社群感、历史感和精神位置。我想这就是有时候这个世界被认为有很大的道德危机的根源。我不认为是因为有些人过去曾经是好人，但他们现在变坏了。而是，在现在这个个体化的时代，我们丧失了社会感，这是一个深远的社会文化改变。社会治疗在努力做的事，就是要帮助人们适度地去重新获得那种感知，因为这个重新获得的过程是有情感疗愈性的。

治疗师：假如团体只是人类的集合，那么当人们走进房间的时候，就有一个开始。但假如在团体中以及团体本身有一个自己的存在，那么也许开始的问题就不是重点了。这跟你所说的一致吗？

弗雷德：是的。当然，你可以说 7：15 是团体开始的时间。所以"开始"有一个功能性的感觉，这是无伤大雅的。但假若我们的意思是指在开始之前什么也不存在的话——依我看来，那就是一个麻烦的概念了。此外，"结束"也是一样。很多人会说他们的治疗团体很棒，但是他们并不认为那可以应用到其他环境中。但是在我看来，必须被了解的是，你无法将这些弃之于后。我们的生活经验始终伴随着我们。

我们文化中有个令人烦恼的特征，就是我们一直被引导去相信"重新开始"这个概念。虽然现在，在认知上和理智上，人们或许不会真的相信，但是在情感上却有许多人这样认为。通常是这样的情况，当我们去探索什么是人们真正想要的及什么是真正困扰他们的，我们发现他们想要找寻另一个机会。这是一个非常具有诱导性的相信，但我相信它阻碍了人类的成长。

这个相信跟偏误有关，认为以某种方式我们可以重新来过。但这是无法抹除的。我们的生活是一个持续的、关联的过程。这并不意味着我们不能逐步成长，但我们无法倒退并重新开始。所以发生在社会治疗中的一个关键部分，就是去找到方法来帮助人们如其所是地成长（as who they are）。假如你停止成为你自己，那么你将丝毫不可能有任何成长。为了要有所成长，必须要有某种连续性。我不认为这是一个哲学性的琐事，因为我认为人们来回踱步，以这样的一个方式思考他们改变的能力："我不想成为那样。"这不是一个有助于转变和成长的前提假设。成长的起始点是根本的接纳（radical acceptance）——你无法成长，除非你接受你是从哪里开始成长。

治疗师：谁是那个在改变的"你"？

弗雷德：在各种关系中的你正在改变，绝对有别于在各种关系中的我。我极力主张的是，我们要打破彻底孤立、完全分离的你的概念。在西方文化中，这个"你"的概念占有一个非常主流的地位。杰出的哲学家莱布尼茨（Leibniz）指出，从来没有一件事会单独改变，这从未在世界历史中发生过。甚至是最小的单元，假如有东西改变了，它连带地（relationally）转变了这个世界。

治疗师*：有些时候我感觉团体就是一个团体，其他时候则感觉团体如个体的集合。

弗雷德：有感觉两者同时存在的时候吗？

治疗师*：有时候感觉它从一种情况到另一种情况。我认为我将它二分（dichotomize）了——一个或另一个——而这导致我会做出一些判断，看待团体是否做得好或不好。

弗雷德：或许这是一个你需要去二分的方法。我鼓励你去想想看是否一定得是一个或是另一个。这种二分的思考方式在我们的文化当中是相当普遍的。但我对那不再有任何兴趣了，我并没有特别的需要去回答这种"不是什么就是什么"（either/or）的问题。回答这种问题是扭曲的。

治疗师*：我想，我还是在试着要回答"什么是团体"这个问题。

弗雷德：好吧，可以理解，但或许你会想用不以团体和个体这种二分法回答问题的方式来思考。这样的思考方式会限制你所想到的答案。一些在数学基础中伟大证明的卓越成就，都是他们实在地创造证明的新概念。而许多人的回应会是："那么，那并不真的是个证明。"或许我们正在这里努力的并不仅仅只是团体是什么，而是要发现一些谈论关于团体是什么的方法，而不在团体和个体间断定二分性。我曾看到人们因此而很明显地成长。假如我们受限于传统的认识和描述方法，那将不会发生。所以我建议你试试看。

与异化交战

我们特有的人类互动——我们用各种方式彼此交谈，互相碰触彼此同在——这是个根本的创造性过程。我的兴趣在于，通过更能理解他们自身创造能力的过程——以一个实际的和行动的方式，帮助人们发展性地成长。在我的经验当中，这是我们拥有的最好机会，来帮助人们处理他们常常带进治疗中的糟糕和痛苦。

这是周三晚上快 6：30 的时候。再过一会儿，一个在曼哈顿从属于社会治疗东区团体（East Side Center for Social Therapy）的社会治疗团体将要开始，每周大约有 40 个社会治疗团体在这个国家开展活动，这个团体是其中之一。这是个特别的团体，团体成员彼此感情深厚，尽管名字缺乏创意，叫作"周三晚间团体"——大约有 25 个参加者。这些女人和男人每周聚在一起两小时。他们创造对话，展演哲学和说故事。他们笑、哭，有时候彼此会感到无聊，有时候则在情感上碰触彼此。每一周，他们创造自己的治疗，自己的发展，以及改变世界。

每一周，这个团体努力地转变自己，就是在这样的活动中，所有参与的人得以转变。这是社会治疗方法的基础：①改变是社会性的发生，②改变是整体改变，不是特定的/个体的。对于①，我怀疑许多治疗师只是说说场面话，他们并不相信；对于②，许多治病师试着将自己的个案当作个体（与众不同的个体）来改变。弗雷德没有兴趣去改变人们，即使这是许多人想通过治疗寻求的，因为他觉得这是不可能的，除非强迫他们改变。在团体中，他视人们为改变的创造者/整体的改变者，借此来与人们联结，因此，团体不是他视为要被改变的客体，他支持团体持续地创造情绪性的成长。他作为治疗师的任务是带领团体转化自己，以这种方式让人们去重新获得他们作为人类的社会性，而这是在我们所处的个体化、商品化以及异化（疏离）的文化中，已经被长久遗忘的。他帮助团体去探索和打乱这种异化，异化时刻存在于我们的环境之中，就如同我们呼吸的空气一样。

异化，指的是将人们和事物视为一个个分开的、不同的个别实体。我们学习到将这些个别视为最主要的，而那些次要的(只在有时候)，只有在必要时，我们才会尝试联结。我们通常不会看见过程与联结，不会看见那些创造出填满我们生活的事物的社会过程，而我们也不会看见每件事物和每个人的相互关联。我们不会看见是我们创造了并持续创造着世界上的事物，不管是一盒玉米片、一片 CD、一种语言、一个家庭、全球经济、一段恋爱关系、战争、财富、贫困或我们的情绪。反而，我们将这些视为一个个独立的存在，并以此来与它们产生关联，仿佛它们是从天而降，然后就"这样"了。以这种方式看待事物以及与事物产生关联——撕离他们的创造以及创造者的过程——是在我们已经异化的文化中，人们看待事物的方式。

异化剥夺了我们的力量。它剥夺了我们体验社会性的喜悦，剥夺了我们从儿时就有的创造性活动的能力与活力。正是拥有这些能力与活力，我们和家人得以创造情绪、社会和文化发展。异化使我们疯狂，同时也让我们适应我们的疯狂。并不意外的是，异化不断地隐约出现，对团体而言，既是朋友，也是敌人。

我一直对心理学家和心理治疗师忽视异化这件事感到纳闷。它或许以一个理所当然的、不变的概念被接受了，也因此成了无法改变的和无趣的概念？或是因为异化——至少是马克思主义传统中对其的先前描述——根本不太被美国训练的心理学家了解，而他们通常并不了解马克思主义，或更一般性地说，不了解哲学？

一个说故事者的实践

> 治疗中有一个常见假设，认为人们谈论的内容很重要。我并不认为团体在任何一个晚上谈论的话题有很大的不同。我认为无论人们带着什么进入治疗室，我们都可以从中创造并从事情绪发展的工作。

我一直都不太会讲故事。我不确定为何如此。我似乎至少拥有一些必备能力，如注意细节、情节组织及对人的好奇心。我还是挺不错的聆听者与观察者，能欣赏荒谬，能理解讽刺。或许，这就是这些能力是怎么组合在一起的，或许——用一个通常很模糊的心理学术语——是我气质使然。我，在气质上，比较科学性而非艺术性。我比较倾向于找出事物的意义，发掘模式。有人说我可以"展现我的思考"（我如何从此推论到彼），特别在我教学的时候。

弗雷德·纽曼跟我不一样，他很会说故事。这是他最迷人的特质之一，至少对我是如此。他有一种本领，从别人可能会忽略的地方创造趣味，用普通平凡中的细腻让你惊艳。尽管弗雷德精通最新的科学发现与理论，也受过科学哲学的正式训练，但他有一种艺术家的——不是科学家的——敏感度。在我们25年的友谊与合作中，我们为两人间的差异感到着迷，并伴随着这样的差异工作、共处。

弗雷德的主要兴趣不在于故事本身，而是在制作故事的活动。经过 30 年的治疗生涯，他开始相信说故事的价值是此活动的转化力量。说故事是上千年的人类实践，但同时也是新的理解模式的方法论，可能会帮助我们创造新的生活方式。因此，弗雷德很高兴看到，作为后现代运动的一部分，心理治疗的叙事路径有所发展。他评论道："后现代治疗提供的解放，来自人们通过对'故事性'的后科学新理解，文化的神话性(mythicality)，以及人类对自身意识的记述，来转变自己的人生活动。"他自己的治疗取向是为了暴露我们日常语言所谓"真实"(the truth)的虚构本质，而日常心理学不是取决于创造一个新的真实才是好的故事。他相信，从一切诉诸真实中(truth-based referentiality)解放出来，对于情绪成长(还有很多其他发展)是必要的。

弗雷德帮助人们看到故事"是什么"及"不是什么"。我们告诉自己和他人的生命故事，尽管通常都被当作已经发生的事件的说明，但这些故事也是所有发生的事的一部分(也是我们过去的一部分)，也是"已发生的"。故事的诉说将"已发生的事"的持续进程继续下去。但在某个程度上，我们将自己的故事误以为就是我们声称发生的事，而我们可能身陷于用这些关于我们的"真实"来解释我们的生命。我们使自己远离自己——远离我们的"过去"，认为它是固定的且决定我们现在是谁，且远离我们目前的关系活动(也就是故事的述说)，认为它是一种对已发生事件的描述。我们因此无法感受故事述说的本身是一个我们现在正在做的事情，而且是我们过去的延续与创造的一部分。因此，从弗雷德的观点来看，精确(literality)与诉诸真实(truth-referentiality)的束缚是心理主体性的束缚。发展性的自由，特别是创造情绪性(emotionality)的自由，是要在历史主体性中寻找的。

儿童的语言

弗雷德：说话和聆听的时候并不需要知道你自己在做什么。如果不是
这样，孩子永远学不会说话。但身为大人，我们坚持说话和
聆听的条件是你知道自己在做什么，而正是这种坚持深植于
人们的异化经验。我从事治疗已经 30 年，知道你必须做的事
是帮助个体参与团体，去聆听与说话，而无须清楚正在发生
的是什么。

治疗师*：你说过在社会治疗中，你帮助人们像孩子一样地说话。这
是否表示孩子比较不自我中心？

弗雷德：儿童非常自我中心，但他们并不聚焦于是否有关什么(about-
centered)。成人深深地聚焦在是否有关什么。他们坚持他们
说的每件事必须有关什么。儿童在说话上没有这样的要求，
至少在发展的某个阶段前是如此。在某个时间点，他们被强
迫社会化，使有关性成为说话的标准。

治疗师*：所以当人们进入治疗，他们有个假设是他们生活中发生的
很多事情都跟他们有关。是有关性造成问题吗？

弗雷德：有时候是跟他们有关，有时候不是，但总是有关于什么。我
们的提问是："每件事都跟什么有关吗？"要是在你的生活中发
生的很多事与任何事都无关呢？

创造意义（关于说话和思考的想法）

弗雷德和我对于语言都有一种爱/恨关系。1976 年，我们的路径第一次交错时，在彼此身上看到了对语言的热忱和对语言无限的创造力量(还有专横)的尊崇。然而，好几年后，我们才仔细地分享我们对语言的看法。我们相差太远了，我的看法由文学分析和语言学研究塑造，而他的看法是由正式的哲学研究塑造，特别是语言哲学和科学哲学，以及一些早期在创意写作上的努力。那时，我在学习以科学的视角看待语言，而弗雷德则是在学习科学探究的哲学基础上了解其局限性。(我们几乎马上谈论到的就是心理学，或许是因为我们两人都不是太喜欢它。)不过，在第一次聚会后，我们这么多年里断断续续地合作，创造了上千小时的精彩对话，讨论我们对语言相同与不同的想法，关于有关语言的语言、意义制造、"有关性"本身。而我们珍惜——从我们的友人和同事肯·格根(Ken Gergen)借用的诗意词汇——我们创造出来的"差异之舞"。当我分享我们的过去(当然免不了被我们成为的样子及我们现在的想法所扭曲)时，我们之间的"科学家—艺术家"的差异(无疑也是扭曲的一部分)，有时会被展现出来。

语言学与语言

我在相当偶然的机会被训练成为发展心理学者。我的兴趣是语言——语言是什么，语言对我们的作用，我们如何与语言交手，语言如何学习/获得，语言的文化差异、个人差异以及情境差异。甚至在我很小的时候，就是个语言行为的观察者，注意到有些人讲很多话，有些人几乎不讲话，有些人讲话很有趣，有些很无聊，有几个人让你觉得你们真的是在一起聊天，大部分的其他人则不会给你这种感觉，并好奇这种种样态是从何而来（或许这些问题是我科学倾向的起源）。我学会读写之后，书写语言同样深深吸引我。我制作刊物和杂志，也写日记，直到进入青少年期。

我喜欢大量阅读。我不记得有人告诉我要读什么，或决定我要读哪种书。（我母亲读完八年级就离开学校，父亲高中毕业，两人都称不上是读书人。我们家唯一的书是一些《读者文摘》的简缩版小说。）然而，回看过去，我了解到我会选择一个流派，并连续读这个流派的不同作者的几本书。第一种是成长在 20 世纪 50 年代的女孩一般会选的包赛·特温（Bobbsey Twins）系列和所有沃尔特·法利（Walter Farley）有关马的小说。之后，约 10 岁时，是传记和自传 [我仍记得的是亚特·吉布森（Althea Gibson）写的书]；12 岁开始到高中初期，我阅读美国剧本，特别是阿瑟·米勒（Arthur Miller）和尤金·奥尼尔（Eugene O'Neill）的；然后才进入我之后才知道是杰作的作品——《日常生活之精神病学》(*The Psychopathology of Everyday Life*)、《双城记》(*A Tale of Two Cities*)、《约翰·克利斯朵夫》(*Jean-Christophe*)、《美国的悲剧》(*An American Tragedy*)、《愤怒的葡萄》(*The Grapes of Wrath*)、《国王的人马》(*All the King's Men*) 以及培根（Sir Francis Bacon）的著作集。英文是我最喜欢的学校科目，我爱埃尔佐格（Herzog）老师的创意写作课，他让我们模仿各种文类和风格，好的和坏的写作都有 [我记得有一次必须用乔纳森·史维夫（Jonathan Swift）的风格写一篇文章，以及尽可能用陈腔滥调写一则故事]。

　　同时，在高中课堂上，我比以前更清楚表达清晰和不清晰之间的差距，观察到尽管很多聪明的孩子都表达清晰，很多笨孩子则不能，但这之间并没有一一对应的相关性。事实上，我是个聪明孩子但却无法非常清晰地表达！说话、思考、写作、交谈、提问、回答问题、语言创造、词性、句型、口音、方言、文类……这些是什么？它们怎么彼此关联？是什么让一个人表达不清楚？这些都是我好奇与纳闷的事，我会静静地在心里思考。

　　直到大学最后一学期，我修了一门"现代英文文法"课，结果发现这课是关于结构语言学的介绍。当我发现其他人也对这些事情感到好奇，而且还以此为生，这让我开心得不得了！我几乎不敢相信原来研究语言也可以是正当的知识追求。当投入课程之中，我爱上了语言学——发现说话方式、文字和语言具有形式、功能和历史，让我十分兴奋。我相信我已经发现了我的专业归属。这对当时的我很重要。我不断寻找一个可以投入热情的学科——一开始我尝试心理学，但在当时心理学完全是实验性质，以实验室为主的，我念书的地方也排斥心理学，所以我"退回到"英文文学，因为我学会在文学家的分析与诠释游戏中玩得得心应手。

　　我进入布朗大学的语言学博士班，花了一年时间，通过讨论会和实地田野的经验，建立了结构语言学的学习基础。我很幸运曾参与两个项目，让我通过和"真人"讲话而学习。身为新版《美国区域英文字典》(*Dictionary of American Regional English*，DARE)研究者军团的一员，我到罗得岛的村庄与城镇，拜访了一生都住在该州的老人。带着录音机和访谈大纲，我设计了一些问题以引出地区方言中特有的字词和发音(如"房子侧边雨水会流进去的那个东西，你叫它什么?")。另一个项目是教外国研究生英文的助教工作。这两份工作都让我一脚踩进非常丰富的语言变异之中——让我想起童年时对于表达与不会表达、风格变化及对话的自在的关注。

决定搬回纽约后，我离开布朗大学，转学到哥伦比亚大学语言学系，他们语言分析的路径和布朗大学非常不同。因为是博士训练，所以教授们的研究方向是很纯然的理论性，经历这样的抽象层次，对我来说是新颖的。一方面，我被语言的变形与生成取向吸引，尤其为乔姆斯基研究的精细度感到兴奋。另一方面，费尽心力描述每个说话者背后的语言学知识(如心智的)的作业练习，并没有点燃我的热情。不过，我还是在此课程中学到很多事情，最有价值的是我自己的兴趣和看法。我领悟到，自己感兴趣的是生产语言的过程和语言学现象，而不是使语言得以发生的心智结构。我接受抽象作为任何语言学分析的一部分，但也相信深植并紧密链接于人们实际语言活动的分析，是比较不抽象的，并具较多的有效性。这一语言学分析的抽象概念议题，持续在我发展心理学家的养成中吸引着我，也令我困惑。直到我认识弗雷德，并通过他遇见哲学的抽象概念，我才开始能掌握它。

解释的内容与解释的行为

弗雷德年轻时就擅长语言，是一个很棒的即兴演说者，他告诉我自他有记忆开始就有这样的能力了。然而，他不曾对语言变异(variation)有太多想法，且对语言学分析也不感兴趣。弗雷德喜欢玩语言游戏，艺术性胜于科学性，而不是去分析它。但做出修习哲学的决定，让他能从微观层面看待语言。

弗雷德于 1959 年进入斯坦福大学哲学研究所，当时该领域正发生着某种革命。对于思想(idea)这个哲学传统主题的研究，经由对语言的研究而得到补充——的确，在斯坦福和许多其他大学，哲学研究甚至是被语言的研究取而代之的。这些思想，如真理、现实、美、善等，不再那么吸引人，我们(哲学家与一般人)用来讨论思想的语言反而拥有魔力。特别是被称为分析哲学的哲学分支，致力于揭露传统哲学分析与论证是多么没有意义，同时主张分析哲学语言的价值。弗雷德受到这一主题与路径以及被称为心智(mind)哲学与科学哲学的相关新领域吸引。有两个主题引起他的兴趣：一个是历史性解释(historical explanation)，这是他在早期研究所课程上接触到并在之后自己论文中探讨的主题；另一个是心理语言(mind language)，这是他在论文后期短暂教学生涯中投入研究的主题。这两者都值得关注，因为这些塑造了弗雷德语言的概念，他作为方法论学家的发展以及他的社会治疗实践。

20 世纪 50 年代，语言、科学与心智哲学家开始认真地(哲学地)讨论被称为"历史"的智性活动(intellectual exercise known as history)。历史学家做了什么？他们使用何种思考形式？他们像科学家一样使用演绎模式并用普遍法则的研究来试图解释现象吗？用历史解释(explanation by history)到底是什么？对于历史性解释，主要聚焦于两个竞争性观点。一个由卡尔·亨普尔(Carl Hempel)于 20 世纪 40 年代提出，他声称历史解释遵循科学解释的模型，即支持类似因果关系的普遍法则。在日常语言中，亨普尔认为所有解释，不论生物、物理或历史领域，都试图回答"为什么"的问题。另一个观点，由威廉·德雷（William Dray）于 20 世纪 50 年代提出，认为并非所有解释都遵循因果—演绎模型（causal-deductive model），尤其历史学家所做的说明通常是对于发生什么或某件事如何发生的描述，而不是为什么那件事会发生的解释。换句话说，德雷认为，亨普尔的模型并不适用，因为历史学家并不进行解释，他们进行描述。弗雷德一开始认同亨普尔，因为当你粗浅接触德雷那种看似清楚划分解释—描述的区分时，一切看起来令人困惑。就算历史学家进行描述，但任何特定描述不是只有在解释时才有意义吗？描述不就是一种特定类型的解释性说明吗？而不是如德雷所声称的，描述是一种完全独特不同的分析工具。此外，历史性解释似乎只有在被纳入一个普遍法则（内隐的因果—演绎模型）时才可以被理解。

　　然而，弗雷德在撰写论文[1968 年出版的《用描述来解释》（*Explanation by Description*）]期间改变了他的立场。受到对语言的新哲学写作影响，他开始用既非亨普尔也非德雷的方式思考事件的本质、描述与解释，他跳出分析哲学的框架进行检验。对于新分析传统的某些主张的反思——任何事件都可能有无止境的描述方式；解释并不是事件的解释，只是在描述下对事件的解释，也就是说，描述的语言决定描述是否可以从解释法则中演绎出来——让弗雷德看见哲学体系的限制。他开始质疑哲学分析抽象概念的本质——如同在历史性解释的路径中所示——是否是一种过度决定的且扭曲的因素。最后，维特根斯坦的启发让弗雷德完全与分析哲学决定论分道扬镳。但是，在这一路上，弗雷德也遇见了哲学家奎因与库恩(Thomas Kuhn)的重要作品。

奎因是哈佛大学逻辑学家及受人尊敬的美国实用主义者，是对20世纪30年代到40年代间出现的哲学学派——逻辑实证主义进行批判的重要哲学家。此学派试图建构所有现代科学的逻辑基础，使经验主义复苏与正当化。奎因严谨、大力地研究逻辑实证主义，很多人认为他比其他人更有办法"摧毁"它。他简洁且影响深远的文章《经验主义的两项教条》(Two Dogmas of Empiricism；Quine，1963，首次发表于1950年)，完全摧毁了逻辑实证主义的基本原则。奎因论证道：这些简约主义(reductionism)与分析/综合区别(the analytic-synthetic distinction)的原则(他称之为教条)是站不住脚的。奎因的批判对于弗雷德身为方法论者的发展至关重要，直至今天，他从不疲于教导这"两项教条"的重要性。

分析哲学的普及几乎将哲学体系转变成一种创造出方法/哲学概括的方法，通过它们来理解具体物(particulars)，这种方式在科学上很有价值，但在社会科学或人类生活的实践层面没什么价值。哲学试图解释/正当化/成为科学引发了越来越多的评论，其中库恩的《科学革命的结构》(The Structure of Scientific Revolutions，1962)产生了广大的、持久的文化影响。在这本著作中，库恩提供了对科学活动的社会学解构。他认为科学解释无法简约成先验的哲学概念或经验主义(原始资料)。在描述现代科学如何在16～20世纪被创造出来时，库恩介绍了范式的概念——一个模型、看见的方式或世界观。科学解释包含范式的产生。科学在一系列的范式转换中演进，是一个世界观崩解而被另一个取而代之的革命过程。

逻辑实证主义者用抽象哲学分析来看解释，逻辑式地决定解释是什么。奎因用语言学分析来看解释，库恩用范式来看。然而，这三者的共通点是背后未经检验的假定，解释（不管它是什么）必须存在才能说明解释行为（explaining）。但这岂不是诉诸问题（beg the question）①，为了解释行为说明而必须符合一种解释循环的抽象概念？或许解释行为不需要解释，但值得作为活动的一种分析。这一活动的概念，虽在此时尚未成形，却将成为弗雷德的思想与社会治疗实践的重要部分。

弗雷德完成论文且在知识上"自由"之后，他打破分析哲学的限制，探索其他思想学派，返回到心智哲学的作品[如汉普希尔（Hampshire）、赖尔（Ryle）、斯特劳森（Strawson）和温奇（Winch）的著作]，他曾经在斯坦福大学的现代美国哲学家唐纳德·戴维森（Donald Davidson）的课堂上读过这些作品。读过后，弗雷德受到萨特存在主义很大的影响（他甚至写了一篇文章《萨特存在主义的根源》发表于哲学期刊《伦理学》），开始深究其他存在主义作品与现象学。与分析哲学的贫乏相比，存在主义与现象学似乎比较入世和活泼！最近，弗雷德说这些思想学派是将他的热情引向历史与马克思的桥梁。几年后，经过 10 多年的社区组织经验，弗雷德——现在是马克思主义者——回到了哲学。最重要的是，他离开学术，重新认识维特根斯坦。

---

① 诉诸问题的谬论，是一种循环论证，把有待论证的结论当作前提去论证结论。——译者注

弗雷德在读研究生时读过维特根斯坦的著作，但几年后才去认真研究。维特根斯坦是一个少有的知识巨人，他曾在发表了一部出色的作品之后，发现它错得离谱，公开承认这件事，并继续发表了另一部同样出色的作品。他的第一本著作是《逻辑哲学论》(*Tractatus Philosophicus*，1921)，试图将语言简化成逻辑形式，尽管维特根斯坦否认，但这本书成为逻辑实证学家与其他哲学学派的学术跳板，他们视维特根斯坦为创始人。后来的著作(《蓝皮书》《褐皮书》《哲学调查》《文化与价值》)则完全地大转向。在这些著作中，维特根斯坦提出不用基础、命题、前提来进行哲学研究的方法，避开概括与抽象化的哲学。他不使用以科学为模型的哲学："你可以对抗、期望，甚至无须相信科学地相信"(*Culture and value*，1980)。对他来说，解释是某种"似乎遮盖我们日常语言使用的心智迷雾"(*The Blue and Brown Books*，p. 17)，且制造了哲学混乱与困扰。维特根斯坦设计了让这些嵌入我们语言中的"病理"(pathology)现形的方式，通过这些方式，我们思考关于语言、想法以及我们的语言与我们的想法之间的关系(我们寻求原因、对应、重复出现的模式、概括等)。他想要人们看到语言的活动，因为语言就是活动，是生命的形式，如此才能避免这些混乱。

通过维特根斯坦，弗雷德整合了他自己对于解释行为活动的思考，以及他对于哲学抽象的不满与担忧。

一段对话的插曲

1993 年，我和弗雷德在社会治疗东区团体教授了四周"维果茨基、维特根斯坦与社会治疗"的课程。在 60 位参与者中，大部分是曾接触过社会治疗的实务工作者，有 10 到 15 位从附近几所大学来参加的教授与学生则对这话题是完全陌生的。在这段时间，弗雷德和我在写书的过程中有过多次对话，收录在我们 1996 年出版的书：《非科学的心理学：理解人类生活的文化—展演方式》(*Unscientific Psychology：A Cultural-Performatory Approach to Understanding Human Life*)。我们决定继续在课堂中对话，看在这样的脉络中会出现什么。以下是第一次课堂的摘录：

洛伊丝：我接触哲学的历史，和你不同，而比较接近在场的大家，所以我想，如果从我开始可能会有帮助——作为没接受哲学正式训练但从你身上有所学习的人。

　　身为大学生，我上过哲学概论的课，但没有学到很多，部分原因是老师教得不好。然后，在我受训成为发展心理学家时，我唯一同时想到哲学与心理学时，是想了解——并对之感到好奇——小孩子问着各种哲学性或被认为是哲学性的问题，如那是什么？为什么那样？那是怎么发生的？那又是怎么来的？长大后他们停止问问题，我认为部分原因是大人厌倦回答问题。直到我们开始合作，哲学对我来说才变得真实。真实，是因为可以问、可以表达这些问题。同时，也是一种揭示，因为我发现我想问的问题竟然这么少。我小时候想过要问的问题……那个能力受到如此压制，当你说问问题没关系，我已经没什么问题想问，而且我确定不只是我一人有这样的情形。

所以我想邀请你这个受过正式哲学训练的人，在我看来你与哲学的关系是矛盾的，来帮我这个没有经过正式哲学训练的人，认识哲学是什么，它的价值是什么。我所说的矛盾的意思是，我认为，对你来说哲学既没有任何价值(至少是哲学家用的方式)且同时显然是很有价值的。

弗雷德：我不想把这个问题丢给维特根斯坦，而不是自己回答，但谈到维特根斯坦，他对于这个议题是非常矛盾的——哲学是什么，以及哲学是否有价值。我认为维特根斯坦在他的作品中说道，人类抽象化、概括、创造语言的能力，让我们可以与彼此、与大自然交流。但与此同时，生产了哲学与/或精神病理的(psychopathological)抽象概念、思想、想法与思考的方式等，这让我们远离了任何看起来是历史的东西。我认为维特根斯坦说的是，从某些方面来看，哲学要作为一种"物种的病态"(species-pathology)来理解。哲学的作用应该要随着不同群体、不同年龄而有不同，但如今却被认为比正常还要正常。哲学就是做抽象化、概括化等的工作，而这已经失去控制了。如果哲学有任何用处的话，那就是要摆脱哲学本身的病态。有点像巴斯德疫苗接种的防疫概念——在某些方面，你必须使用哲学来摧毁可怕的哲学病毒。我认为这是维特根斯坦对哲学的看法。我基本上同意，这就是我为什么最终放弃从事哲学而开始从事心理学——我认为心理学饶富哲学。事实上，我不认为心理学除了哲学外还有些其他什么。哲学加上 4 个值得注意的实验——对我来说这就是心理学。

哲学就是质问（questioning）。在某种意义上，它就只是质问（nothing but questioning），甚至不是回答问题。它是用"问问题的活动"来取代"有答案的活动"。但这并不那么容易做，也不那么容易学，因为我们受到一个范式的制约，实际上是个哲学的范式。这个哲学范式认为问问题就是要找到答案的，所以很难不去将单纯问问题的活动过度地与提供解答活动视为同一件事。我们创造出一个以答案为主导的文化（answer-dominated culture），维特根斯坦和我都如此认为。

所以我认为你提的内容非常有洞见也很有意思。在某种意义上，如果我作为一个受过训练的哲学家，试着要帮助每个人（而且可能受过训练的哲学家是最无法帮上忙的，但既然这是现况，管他呢，我们已经学会使用我们现有的东西），我会试着帮助你提出很多问题，而不会提供任何答案。这是我敦促你尝试的活动，如果你想要学哲学是什么，那就是找出越来越多的问题，但没有一丝兴趣要找到它们的答案。

洛伊丝：让我进一步提问，但不要任何回答。

弗雷德：你的第一个提问有充分地"没被回答"了吗？

洛伊丝：是的，有充分地没被回答到！谢谢你！我认为心理学是非常有害的，而且像你说的，是个迷思。你刚说心理学是 99％ 的哲学加上 4 个好的实验，但我认为心理学和哲学在这点上是不同的，因为心理学就是在寻找答案。如果我理解你说的，且想要你说得更多，你和维特根斯坦都同意"从事哲学的价值就是摧毁它"是指哲学的正向价值是不要急着寻找答案地问问题，但在我们以答案为主导的社会中，它已然发展成另一个体制（institution），一个寻找答案的体制。

弗雷德：是的。维特根斯坦试图摧毁的旧的哲学，就是没有提问只有答案的哲学世界。只有答案，传统哲学不过是一堆答案。

洛伊丝：你可以举一个例子来说明哲学成了一堆答案的堆砌吗？

弗雷德："我思故我在。"谁提问了？到底谁曾经问了这个问题？如果你学传统哲学，你会发现这个问题有数不清的答案，如果你再想一想，你就会想问："到底谁曾经想要知道这个问题的答案？"

这表示这些问题比较无害吗？不，这其实表示它们是比较有害的。不带提问的答案对人和世界都是有问题的。维特根斯坦和我都认同哲学和我们的文化中的生活息息相关。哲学有巨大的影响，也过度决定了我们的文化——我们看世界的方式，我们的视觉、听觉、触觉，我们了解语言、了解意义以及人性本质等。我们的生活被这些哲学抽象概念渗透，如我所说，这些抽象概念是不带提问的答案，极大程度地过度决定了我们每时每刻的生活。

现在看起来，语言分析抽象化困扰我的，正是弗雷德所反对的分析哲学研究中的客观化（objectification）。我说的客观化是假定现象可以从某个保持距离的调查活动中研究。这个有距离的典型科学方法，设定了一组抽象的一般原则和/或模型，而人类的行为与测量数据都必须符合这个模型。因此以逻辑与演绎原则来分析哲学，以深层结构、转变性规则(transformational rules)及音韵、文法和语义语言形式的分类来进行语言学研究。以上客观化所探讨的现象都被认为是确定的，亦即在逻辑上或语言上都是被决定的。

维特根斯坦的哲学研究方法批评这种确定性(determinacy)。语言作为活动和生活形式是"不确定的"。实际上，维特根斯坦创造了一个解构的方法，将"不确定性"引进语言研究中，这也是弗雷德在社会治疗教学中不断采用的概念。

一个发展家的实践

在从事治疗中对我很重要的是，帮助人们了解他们是谁——不是通过看到他们由什么构成(what they are made of)，而是经由看到他们做了什么(what they make)。

至少在弗雷德和我一起工作的前 5 年，每隔几个月，他就会对我说："当大家在讨论发展时，那是什么意思？我搞不懂啊。"这既震慑我心，又令我感到挫折。一方面，我认为发展是我们试图在社会治疗和其他方案中创建的核心信念；另一方面，我一直与他谈论发展心理学，真搞不懂他是哪里不懂。随着我能熟练地用哲学方式思考，特别是对科学和语言，我开始了解弗雷德为什么这么说，他无法理解的是发展心理学家所做的事，因为这些事似乎与人们的发展无关。对弗雷德来说，发展的活动，就像解释的活动，乐趣无限，但"发展"——如同"解释"这个词一样，抽象又具体——并不有趣。然而，一直到我兴奋地和弗雷德分享维果茨基的作品，在与弗雷德的工作中，发展的活动才在概念上变得重要。

发展与进行发展

受过发展心理学家的训练，我这几年几乎一直在抗拒这个包裹（encapsulating）着与我信仰和实践对立的学科的标签，我比较喜欢把自己当作发展家（developmentalist）——这个词表达了一种态度，通过活动支持人们尽可能完全地使用自己的创造能力，在一生中去寻求成长与发展。以下是关于我现在怎么理解这个转变的内容。

就读研究所时（我在哥伦比亚大学念了一年的理论语言学后，转到心理所），我喜欢发展范式提供的框架（framework）。皮亚杰的认知发展阶段特别吸引我，因为我在哥伦比亚大学教育学院学习的第一门发展心理学硕士班专题是"儿童的空间概念"，皮亚杰的同名著作是我们唯一的教材。我对于皮亚杰论证的精准，观察报告中的细致与清晰，及诠释上的自信很着迷。回首过去，我现在认为如此吸引我的，与皮亚杰的理论地位、研究方法或发现无关。令我振奋的，反而是他投入的智性活动，他也引领我进入其中。我设计并执行了一些皮亚杰的准实验，经典"三山任务"的现代版（在这个任务中，一名孩童坐在桌上三座山的立体模型前。一个玩具娃娃被放在桌边的另一个位置——先问孩童他/她看到什么，然后问他/她，玩具娃娃看到什么)。皮亚杰发现孩童描述了自己——而非玩具娃娃——看到什么，与他相反，我发现比皮亚杰的受试者还年幼的孩童竟然能够采取另一个人的观点，描述"另一个人"看到的。

在硕士专题中，这个与皮亚杰不一致的地方，引发了一些对研究范式与理论生产及研究者观点的重要讨论。我一开始就没有打算要复制皮亚杰的研究，或许我们的实验结果是来自实验情况的差异。皮亚杰的研究结果和我的研究结果在多大程度上受我们实验的时间地点影响？皮亚杰认为的儿童自我中心主义对他研究的过程，及他如何诠释他听到与看到的，有多大影响？他是否在寻找儿童无法采取他人观点的证据，而我却没有特别在验证这一点？皮亚杰的整体任务——了解儿童如何取得对世界的知识，及其中的理论/哲学观点(心智主义和建构主义)，在此任务中如何体现？最后这一问当然导向更大的哲学议题，即知识是什么？但我们在硕士专题中并没有讨论到那么深。

那时最引起我好奇的，是皮亚杰的研究与理论书写是多么依赖儿童的言语表现。他主张儿童是不合群的自我中心主义者(asocial egocentricity)，他的证据大多来自对儿童所言说事物中的推论，并进一步推测这个推论的思考种类、层次与过程，然后表现出了该发展阶段的某种知识。即使那时我还是个对哲学一无所知的研究生，这同样也让我震惊，要回答这些疑问是个沉重的负担："是""不是""我不知道""这个玩具娃娃看到大山丘旁有座小山丘""这组比较多"，及其他实验情境中儿童说话的例子(回到抽象语言与抽象哲学的讨论，我质疑这些话语是否必须有解释性说明）。

当我越加投入理解儿童是如何学习与发展时，说话与思考间对应关系的假设越来越让我困扰。不过，直到硕士毕业后，我才开始认真研究这个假设可能存在的偏见。相反地，那时我接受并赞同皮亚杰的部分观点——特别是他认为儿童是积极且具建构性的概念——并投身于研究范式的发展工作，以理解早期儿童语言的出现。身为洛伊丝·布卢姆的研究助理，我和她紧密合作，搜集、誊录并分析大约从18个月到3岁的儿童与成人互动的对话资料。我们相信儿童在幼年的牙牙学语不能用成人的文法类别来理解，也不能将之从话语脉络中独立出来。更确切地说，话语透过用语意、语法和用法等类别来理解，而这些类别基本上就表达了儿童的行动、互动及人事物。

皮亚杰假定儿童心智中有基模与操作系统，努力用逻辑及/或科学思考的角度，解释人类如何在世界中运作。与皮亚杰不同，我和布卢姆（且最后有一整群硕士研究生）则是谨防这种明目张胆的心智主义与目的论。我们认为我们的研究是描述性而非解释性的（这样说仿佛这两者很容易区分一样）——更接受语言与人类学的考虑，而非对心智本质的哲学问题。我们的目标是，描述儿童说话与其非语言脉络的呼应，而非与成人说话的比较。借用人类学语言中使用的区分方法，我们将我们正在做的事描绘为"让类别（categories）从资料中出现"——一种主位（emic）的描述，而非将成人的类别强加在资料上——一种客位（etic）的描述。若我们要提出某种知识概念，我们会尽量界定在儿童对语言的认识，不去冒险提出他们对"世界"的知识。布卢姆的研究从那时起，已经转换回解释模式。在《二至三岁的语言发展》(*Language Develop-ment from Two to Three*)一书中，布卢姆于 1991 年将之前在儿童语言研究计划中发表的文章结集成册，她用一种比我们更加心智主义的方式叙述。例如，"儿童在'心中'的事物决定了儿童如何说（及诠释）别人说了什么"(p. 4)。此外，尽管她仍然批判始于成人文法的研究，因为这类研究将儿童描绘成被动的，但她仍将目的论视为发展理论中的重要贡献。

我热爱这份工作带来的挑战，特别是参与观察、资料分析，与理论建构之间的来回论证。当我们的研究发现对发展心理学的知识基础有贡献时（特别是研究结果与传统知识相抵触时），我感到很兴奋。作为一种智性活动，我觉得非常满足。然而，我怀疑我们精确的分析，与我们所研究的儿童有什么关联。我无法分辨，我们对儿童谈话分类，与他们正在学习语言的生活之间的差距隔阂。我们对语言与非语言学过程的复杂描述，根本无法捕捉他们——本质上是社会的——活动之丰富性。我们开始质疑，通过这种智性活动，是否可以真的得知儿童是如何发展的。我没有其他方法，但我仍无法接受我们必须把变项独立出来——从整体连续互动活动中将儿童所说的话独立分离出来，然后将儿童的母亲或我说了什么，我们一起做了什么，或 5 分钟、5 天之前发生的事，视为脉络？对我来说，让我感到不自在的是这种内与外、心理的与社会的、儿童与环境的人为划分（二分）。

数年之后，我才能更清楚地表达出我不同意皮亚杰的地方，也开始意识到尽管他的研究与弗洛伊德一样具有开创性，明显地促进了心理学中个体化的主体概念。两人都预设有一个内在(私我心理的)世界与一个外在(社会的)世界；两人都将生物性视为结构和本体论上的重要对象。就算皮亚杰也认为儿童是具有主动性的，也不能在多大程度上改变这点。皮亚杰的主动的儿童只是工具性的(instrumentally)主动——儿童与实体物品的互动仅在其内在心理基模受到刺激时，才具重要性。也是在多年后，我才得知科学哲学中有个专有名词来描述我的困惑——简约论与二元论。

完成发展心理学博士学位时，我加入了洛克菲勒大学迈克尔·柯莱(Michael Cole)的研究实验室。柯莱从实验心理学家，特立独行地转向人类认知的跨学科探索者，他很热衷于使用非当代与非西方方法来理解学习与发展。他将不同学科的研究者组成一个团队，来研究日常生活与学校的思考和学习的差异条件，及其对发展的影响。对于研究日常情境中的儿童，我受过布卢姆严谨的观察与民族志方法训练。我熟悉发展心理学，且对其价值观抱有怀疑态度。我对于发展与学习是一种社会的、文化的活动的看法，渐渐在成形。的确，我已经准备好彻底地离开我在发展心理学中看到的传统。

对我们而言，在柯莱实验室(人类比较认知实验室)主要的方法学是效度。确切地说，我们提出的问题是："如果心理学理论与研究结果是在实验室中(或在设计来复制实验室的实验条件下)产生的，那么要如何概括到日常生活中？"换言之，这些结果是否具有"生态效度"(eco-logical validity)，如果没有，我们可否发展出一种具有生态效度的方法？我们将实验室视为一种方法论，而非仅是一个实体地点。因为对我们来说，日常生活情境下进行的自然与观察式的研究，与在心理实验室中进行的任何研究都同样受到实验室的方法论假设引导。相反，很多在实验室中发生的，在其他地方也都会发生，但是在实验室中，因为实验范式不允许所以往往被忽略。我们希望我们的研究，不仅揭露儿童的学习与发展如何被实验室研究误导，同时也帮助我们创造新的具生态效度的调查实践。最终，我们的目标是对美国学校教育的不平等与不足产生正面影响。

我工作的主要项目——和柯莱、人类学家瑞·麦克德莫特（Ray McDermott）与激进行为心理学家肯·特拉普曼（Ken Trauppman）一起——是从事8～10岁儿童为期2年的研究，与他们在各种学校内和学校外的情境中互动，去观察与体验不同的认知行为怎么进行记忆、问题解决、阅读、推理等，在不同情境下是否相同或有差异。我们和"非专业人士"谈到此计划时，我们会说我们想要知道"生活中能力强（street smart）的孩子怎么在学校成了问题儿童（school dumb）"。

我们在学校外的情境中寻找个体的认知行为，但却毫无收获——在非正式情境下，儿童解决问题和记忆事物是同时发生的，而非各自独立进行。此时，柯莱和三位同事刚把列夫·维果茨基的著作集结《社会中的心理》(*Mind in Society*；Vygotsky，1978) 翻译完成。我们在维果茨基的著作中找到了我们正在构想的观点的印证。认知是一个社会与文化成就，它发生在人们边建构环境边作用于社会的过程之中。因此，认知并不是在个体的脑袋中，而是在"人与环境接口"(person-environment interface)中。这是具生态效度的学习与发展心理学所需要研究的(Cole，Hood，& McDermott，1978)。从此观点出发，当我们研究在学校内的问题儿童时，我们没有看到他们的认知或情感困难。反之，我们看到的是一个牵涉很多人与机构的、复杂的、由社会建构的文化景象(cultural scene)。我们得出了结论，学习障碍的存在就是互动性工作(共同活动)，或与此不可分，而在这些互动的共同活动中，人有意或无意地生产出了障碍的"展现"(display)(Hood，McDermott，& Cole，1980；McDermott & Hood，1982)。

这让我很兴奋，为我和布卢姆，使用自然主义式、观察式研究范式研究早期语言发展时产生的困惑提供了解答。相对于皮亚杰的建构心智主义而言，这是另一个出路。它似乎摆脱了主导发展心理学的个人主义范式的陷阱。"脉络"从背景中移出到与"人"有相同的地位。然而……

经过与弗雷德多次谈论此工作后，我之前的疑问——研究发展的智性活动和儿童发展的生命过程有何关系——再度出现。我们不去概括、寻找模式，也不想套用模型。但是，研究儿童所处的具体与真实情况，真的就是在研究他们实际的生命过程吗？最后我还是看到留存在生态效度方法(及整体人类学)中的客观化(objectification)。我们声称要避免实验室方法论的偏误，因为我们研究身处日常情境的人，无法排除实验室方法论所排除的先验元素，我们因而得以检视社会情境与其展现，而非正式的认知任务，不是个体化，而是看见人与环境互动过程的交互影响，所以可以看到新事物。但纵使我们看到的东西是新的，我们看的方式还是一样。我们仍保持距离地观看，作为带着科学凝视(scientific gaze)的观察者。对我们而言，环境毕竟还是实验的脉络，我们希望在其中得到"真正"在发生什么的"真实"图像，而非概括化的。但对孩子来说，这不是项实验，而是他们持续生活展演中的一幕。就我看来，发展家的工作是去看到、展现、研究并创造这样的展演，这个任务与发展心理学家的任务很不同。

生成的新心理学

　　如果在治疗中一再重复出现了类似的回答，那就是人们对某个付了很多费用的人说："我真的做不到你建议的事，因为那不是我。"我经常这样回应："若是这样的话，你究竟在这里做什么？如果你无法成为或做出或创造出你所不是的人(who you are not)，那么你为什么还要寻求协助？"希望不是挖苦或否定。

"发展中的发现"(discovery of development)，亦即研究/实践创造生命展演的过程，或正进行发展的活动，在洛克菲勒大学实验室中并没有发生(毕竟，那是个实验室！)。我这么说，绝非要否定生态效度计划的重要性，也不是要降低柯莱和其追随者将社会文化观点引进发展、教育与认知心理学的影响力。只是这些学术领域上的进展与协助群众施展创造发展活动的能力没什么关系。

　　弗雷德、我和其他人在我们不隶属任何机构的环境下所做的工作——弗雷德喜欢称之为"高墙里头没有大学"(walls without a university)——让我们去"发现发展"。在这个环境，我们看到维果茨基是发展家，这在柯莱的实验室中是被忽略的（或许是无法看见的）。不过，我们并未很快就看到维果茨基发展概念的革命性本质，及其与社会治疗的关联性。我和弗雷德一起工作、写作了将近10年，才将维果茨基加入了"我们的团队"。我开始协助创办一间维果茨基式的实验小学（Barbara Taylor School），带着维果茨基式的观点，以社会治疗、辩证式的方法，来探索认知和语言学习（Holzman，1997）。当我开始用维果茨基的语言来看社会治疗时，我和弗雷德在质地上有了新的方式来讨论我们的工作。社会治疗团体与维果茨基的最近发展区很类似，共同创造该"区"的活动创造了情绪成长。将治疗中的人称为革命者（弗雷德一直谈论、书写的观念），用维果茨基的话说，就是将他视为"以比自己高一个头的方式来展演"（performing a head taller than they are）等。

以下是弗雷德在我们开始对维果茨基进行革命性阅读几年后，且我们刚完成《列夫·维果茨基：革命性的科学家》（*Lev Vygotsky：Revolutionary Scientist*）一书草稿时，对此转变（我们的发展性活动）的回忆。

维果茨基帮助我们一起学习如何书写关于我们正在做的事。这是个有趣的讽刺：维果茨基非常反对关于（anti-about），我们甚至比维果茨基更反对，而我们却使用维果茨基来协助书写关于我们在做的事。但他毕竟和我们在做的事是有段距离的——他甚至从不知道——这让我们得以通过他来表达我们在做的事。若没有他，我们的工作会很难表达出来。所以，他是社会治疗的最佳发言人，而这一点不会贬低他的地位。（摘自1993年访谈）

有了维果茨基作为新的代言人，不只是帮我们以新的方式理解社会治疗，也让实务大大地往前。进行发展的活动成了社会治疗的重点。如同我们后来理解的(以及如同"我们的维果茨基"所理解)，发展不是一个阶段或状态，而是一项活动——一个共同的、在关系中的，持续塑造与再塑造整体的活动(人与环境接口)。发展不会自然地发生在我们身上，而是我们创造了它。因为我们是现在的我们，同时也是我们正在成为的人。在创造成长的环境中(维果茨基的最近发展区)，我们自己与他人正在以"我们正在成为的样子"来跟彼此产生关联。弗雷德的治疗团体实际上变成了维果茨基的情绪发展区(zones of emotional development)。社会治疗当事人的谈话总是离不开发展。他们可能不知道维果茨基的理论，但知道他们的治疗师是发展家。

治疗师*：是否有什么东西是社会治疗试图发展的？

弗雷德：数十年来，大家一直问我们："你的发展概念，不论明示或暗指，不都包括了某些你想发展的特定事物吗？发展的概念不都必须要有个终点吗？"我认为，对我们正在做的事去描述其特性，会是一种扭曲。我们试着协助人们实践发展的艺术。我不认为我们有某种隐藏的计划目标，是的，在这个房间里有很多人会同意，发展某些事物会是好事。但大家必须创造性地为自己决定，被发展(to be developed)是什么意思。这是一场大即兴，这不是写好剧本的一场戏，也不是我的、你的或任何人的剧本。

完成的辩证

维果茨基：(犹豫地)嗯，布劳恩女士、维特根斯坦博士(指向维特根斯坦)……维特根斯坦博士和我有一个不寻常的问题……"提出的问题"。

布劳恩：什么问题，维果茨基博士？

维特根斯坦：(声音清响且批评地)他讲得太慢了，布劳恩博士……太有礼貌了。问题就是，维果茨基和我活着时，从不知道对方。他在 20 世纪 30 年代过世，我在 20 世纪 50 年代过世……而现在，40 年之后，并非出于本意，我们被一些人放在一起"合成"了。有人告诉我，其中包括两个名叫纽曼和霍尔兹曼的美国人，据我了解，是训练你，这个你称之为社会治疗的展演治疗方式的人。

维果茨基：(安抚维特根斯坦)不要这么严厉，路德维希。不要这么严厉。你知道的，布劳恩女士，我们并不是不喜欢对方。维特根斯坦是个有智慧的哲学家，且写过很多关于心理学哲学基础的文章。我们对很多事情看法一致。

布劳恩：那问题在哪？

维特根斯坦：(严厉地)布劳恩，问题就是我们不同意被摆在一起。(《心理学的神话》，第一幕"在范围之外"，弗雷德·纽曼剧作；Newman & Holzman, 1997, pp. 158-162)

在我认识弗雷德之前，我对治疗一点兴趣都没有。我对治疗几乎一无所知，我认识的人从没说过他们接受治疗，而我自己也不曾觉得有此需要。若我曾想过治疗，我也不相信治疗的效果——为你的感受找到解释或诠释，就会改变你的感受。社会治疗一开始让我惊讶的是，它是一个帮助感受到痛苦情绪的人们的方式，无论是哪种痛苦情绪，且无须诊断他们的问题，分析童年，或诠释他们现在的生活。这对我完全是新的想法，这和我初期的理解，即我们所做的一切都是社会活动，是相符的。在社会治疗中，大多在团体情境里，让当事人担起任务，一起合作，创造他们可以得到帮助的环境，因为在发展团体的活动中，所有人都在情感上有所发展。他们通过创造新的情绪活动，来创造"治愈自己的方法"。

弗雷德也鄙弃治疗，或更精确地说，他鄙弃的是治疗的前提假设与范式。他排斥治疗师与当事人需要去深入探讨其内在自我概念。这种概念与其依据的哲学二元论，是他在分析哲学研究中相当熟悉的，特别是维特根斯坦反对内在生命与私人语言（private language）的论点。然而，20 世纪 60 年代晚期，他进入治疗，且就像许多人一样，发现了治疗的深刻与转变性。弗雷德娓娓道来，治疗如此有帮助，挑起他必须面对"棘手"的矛盾，"我之前从没想过，我认为的治疗的某些迷思与不理性特质是不正确的。治疗会有用是说不通的，治疗会这么成功也是说不通的。所以我必须面对治疗对很多人有极大价值的事实，然后我一直想到的问题是：'究竟这个东西是怎么起作用的？什么让治疗起作用？'"（Newman，1999）

　　弗雷德找到了答案，在他发展自己的治疗实践时浮现——迥异于大部分治疗的假设前提。"我认为治疗被认定的整个模式（model）——进入人的心理并用某种方法重新塑造它——与让人更好不太有关系，甚至无关。我开始重新思考这个发生的过程，不是找出更深层内在的心理现象并重建的手术概念，而是用人类之间发生了什么，使人对情绪生命做出表达。"（Newman，1999）

　　20世纪70年代与80年代间，弗雷德持续从事治疗并用他的方式从事社会治疗，训练其他人。随着实务经验的发展，他从分析哲学与辩证观点中更了解治疗该怎么运作。社会治疗过程中发生的事件之一是，挑战心理学的人类生活图像，特别是个体化、孤立认知与情绪——这根本上是扭曲了"活出的生命"（life-as-lived）的图像。社会治疗对话，在某个程度上，是将语言去神秘化的过程，就是因为我们的语言——特别是情感的语言——变得僵硬、具体化，导致我们在体验生命中的个别事件与情感时，会将之视为独立的两个部分，而非创造我们生命的持续性社会过程中的一部分。

　　在这方面，弗雷德了解到他的治疗工作多么强烈地受到维特根斯坦的影响。他向我分享他理解的维特根斯坦的哲学方法，实质上就是一种治疗形式。我开始第一次阅读维特根斯坦的作品，我们一起探索维特根斯坦作为治疗师的这个概念。我们发现其他人对此已有评论，包括戈登·贝克（Gordon Baker），一位著名的研究维特根斯坦的学者，他建议对维特根斯坦的"哲学研究的整体治疗性概念"要"审视注意"（Baker，1992，p.129）。1993年，在英国巡回演讲时，弗雷德和我到牛津拜访了贝克，进一步理解他对这件事的想法。他证实弗雷德的治疗实践是维特根斯坦式的，激励我们用这些词语来陈述社会治疗的方法。我们在社群内的非正式与正式报告中，实践我们的思想，也在哲学取向的心理学家学术会议中进行测试。我们在 1996 年出版的《非科学的心理学：理解人类生活的文化—展演路径》中，把我们的思想全面地予以表述。

> 维特根斯坦的反哲学的（antiphilosophical）哲学［他的反本质主义（antifoundationalism）］提供了极其重要的方法论工具，为情感生活找到一种新的、人本的"发展—临床的实践"（developmental-clinical practice）/"文化—展演的路径"。他的任务是，治愈哲学的病症（我们认为比较接近治愈"病症"的哲学）。我们都是生病的人，维特根斯坦如是说。大部分使我们生病的就是我们"怎么"想……尤其是我们怎么在想思考（think about thinking）与其他所谓的心理过程，及/或对象（objects）……这让我们陷入智性与情绪上的糊涂、混淆、圈套、窄化，折磨与迷惑，让我们"心智抽筋"（mental cramp）。我们为我们的思想、用语、口头行动寻求原因、对应、规则、类似、概括、理论、诠释与解释（通常，即使我们没有要这样做，或试着不要这么做也是如此）。但维特根斯坦问，倘若什么都没有呢（Newman & Holzman, 1996, p. 167）？

就我们的理解，语言的建制化将哲学家固着在某种看事情的方式，而维特根斯坦发展了一个帮助哲学家从浑水中解放出来的方法。他的方式是"建议，甚至发明其他观看的方式……你之前没有想过的可能性……你的心智抽筋将得以缓解"（Wittgenstein，1990，p.502）。同样地，我们视社会治疗为一种协助普通人从语言限制与"渗透日常生活的各种哲学症状"中解放出来的方法（Newman & Holzman，1996，p.171），这样才有机会成为意义的创造者，而不只是语言的使用者。

然而，还是少了什么。如果语言的表现主义概念不正确，那人在说话的时候发生了什么？如果我们的想法、念头、感受、信仰等，不是经由某种方式通过语言及其他沟通方式，而是从我们的心智"传输"给其他人的话，那么到底发生了什么？如果语言不是内在生活与外在现实之间的中介者（mediator），那语言是什么？人们怎么有可能一起创造意义？通过对维果茨基著作的重新检视，我有了清晰的发现。

当我第一次和弗雷德分享我对维果茨基的热忱时，是维果茨基的整体方法，对辩证的掌握，以及他对我们后来称为"工具—结果方法论"的发现，让我们兴奋不已（Holzman & Newman，1979；Newman & Holzman，1993）。我们掌握了维果茨基的一个意义非凡的陈述，以下是一个理解方法的全新方式，方法是要被实践出来的，而不是被想出来的，然后应用到"真实生活"。

对方法的找寻，成为理解人类独特的心理活动形式这整个事业（enterprise）中最重要的问题。既然这样，方法同时是先决条件也是产品，是研究工具也是结果。（Vygotsky，1978，p.65）

维果茨基帮我们看到社会治疗是工具—结果方法论的实践。更重要的是，他帮我们看到所有人类活动都是工具与结果的活动——创造发展性环境的活动(维果茨基的最近发展区)是离不开成长的。对弗雷德来说，维果茨基对儿童语言发展的理解是与成人情感发展深深关联的。维果茨基已经揭示，在童年早期的最近发展区中，儿童被支持去做超越他们能力的事，去展演他们正在成为的样子(即使他们是如他们所是的样子)。在这个创造最近发展区的过程中，儿童也共同创造自己成为语言的使用者，他们通过玩语言，学会说话。维果茨基的说明和社会治疗的活动完全一致，在社会治疗中人们受到治疗师的支持去做超越能力范围的事(发展团体)，去展演他们正在成为的人。

弗雷德在维果茨基了不起的研究中发现了治疗的方向。治疗工作实际上就是发展工作：帮助人持续创造自己的新展演方式，让人脱离引起极大情感痛苦的(且被称为病症的)僵化角色、模式与认同。在社会治疗中，人们创造说话、聆听的新方式，他们通过玩语言创造意义。

发现了维果茨基的治疗性后，弗雷德现在要找出他长久追寻的解答。将语言理解为创造意义的活动，这个问题维特根斯坦只回答了一部分。我记得事情发生的那天，我一直在阅读维果茨基的《思考与话语》(*Thinking and Speech*，早期的英译版本名为 *Thought and Language*)。我读到几段我之前没真正注意到的段落。维果茨基在讨论思想(thought)和字词(word)之间的关系。他推翻了被普遍接受的认识，即人们是通过语言表达我们的思想，他表示不是这样，否则儿童永远都学不会说话。虽然他对思考(thinking)与说话(speaking)的表达很奇

怪，我无法理解，但即便如此，我还是马上就有"对"了的感觉。我很
兴奋——我发现了一件重要的事，而我不知道那是什么！我去找弗雷
德，说："听我说!"

> 思想与字词的关系并不是个事件，而是个过程，从思想到字
> 词，及从字词到思想的运动（movement）……思想不是被表达出来
> 的，而是在字词中完成。因此，我们可以说思想是在字词中被确立
> （establishment）（存在与不存在的统一体）。每个思想都致力于统一、
> 建立一件事和另一件事的关系。每个思想都有其运动。思想不断地
> 开展。（Vygotsky，1987，p. 250）

> 话语（speech）的结构不只是思想结构的镜像。因此，它无法
> 像从挂钩上拿下来的衣服一样挂在思想上。话语不只是服务于已
> 完成的思想的表达。思想在转换成话语时会被重新解构。思想不
> 是在字词中被表达，而是被完成。因此，正因为运动方向的对比，
> 话语的内部和外部面向的发展形成了真正的样貌（identity）。（Vy-
> gotsky，1987，p. 251）

维果茨基看待语言与思想的新方法，将两者视为一个辩证的过程、
一个活动，诠释了将"内在"（思想）与"外在"（语言）链接的努力。因为
当我们理解了他的激进思考/说话，那么就没有所谓二分的世界了：思
考的内在世界与说话的社会世界，是复杂的辩证统一体——思考/说
话。如果思考/说话不是一个具有完成性的社会活动，儿童就无法展演

成为说话者（从而学会说话）。

以下是弗雷德对问题的答案——聚焦在语言作为活动，非表现主义式地理解语言。他若干年后描述这段发现：

> 从这个不凡的新图像中，我立即得到的一个意涵是，如果说话是思考的完成进行式（completing of thinking），如果我们在这里有的是一个建造的过程，在不同时刻有不同外观、不同面向与不同形式，但全是持续建造过程的一部分，那么这也打破了唯一被允许的"完成式"的概念。因为，若过程是非完成性的，那么对我来说，语言——这回到维特根斯坦——作为一种建造活动，即当我们参与对话、讨论或交谈时，说话或书写时，正在发生的是我们不单单在说这是怎么回事，也正在创造正在发生的事……而我们借由投入这个共享的创造性活动，来理解彼此。（Newman，1999，p. 128）

弗雷德和我继续发展我们的方法并用理论来说清楚，我主要在儿童发展与教育部分，弗雷德负责治疗部分。在我们的工作中，越来越清晰的是，用语言进行创造的人类活动（完成他人且被他人完成），对大人和对小孩来说，是创造"我们所是的"持续过程，是进行发展活动的工具与结果。

我选择了《心理学的神话》剧作中几句台词作为本节收尾，"布劳恩博士"（社会治疗师贝蒂·布劳恩饰演自己）协助维果茨基和维特根斯坦处理他们对于被"合成"的不舒服。她协助两人检视身处的智能与情感混乱——害怕自己被这个过程"侵犯""耗弱"，或损失个人身份(individual identity)。布劳恩鼓励他们看到自己对语言、活动与人类生活的激进的理解与方法论，并指出他们也被合成者成就了(当然，有我和弗雷德)。接着是一段可爱的知性对话，维果茨基和维特根斯坦在对话中完成了彼此，以及我们——他们的合成者。在治疗的尾声，他们告诉布劳恩，过程让他们很充实。

参考资料

Baker, G. P. (1992). Some remarks on "language" and "grammar." *Gruzer Philosophische Studien 42*：107-131.

Bloom, L., et al. (1991). *Language development from two to three*, 261-289. New York：Cambridge University Press.

Cole. M., Hood. L., & McDermott, R. P. (1978). *Ecological niche-picking：Ecological invalidity as an axiom of experimental cognitive psychology*. New York：Rockefeller University, Laboratory of Comparative Human Cognition.

Hood. L. McDermott, R. P., & Cole, M. (1980). "Let's try to make it a good day"—Some not so simple ways. *Discourse Processes 3*：155-168.

Holzman, L. (1997). *Schools for growth：Radical alternatives to current educational models*. Mahwah. NJ：Lawrence Erlbaum.

Hood [Holzman], L. , & Newman, F. (1979). *The practice of method. An introduction to the foundations of social therapy*. New York: New York Institute for Social Therapy and Research.

McDermott. R. P. , & Hood, L. (1982). Institutional psychology and the ethnography of schooling. In *Children in and out of school: Ethnography and education*, eds. P. Gilmore and A. Glatthorn, 232-249. Washington, DC: Center for Applied Linguistics.

Monk, R. (1990). *Ludwig Wittgenstein: The duty of genius*. New York: Penguin.

Newman, F. (1968). *Explanation by description: An essay on historical methodology*. The Hague: Mouton.

Newman, F. (1996). *Performance of a lifetime: A practical-philosophical guide to the joyous life*. New York: Castillo International.

Newman, F. (1999). *Therapeutics as a way of life*. Talk given in New York City. October.

Newman, F. , & Holzman, L. (1993). *Lev Vygotsky: Revolutionary scientist*. London: Routledge.

Newman, F, & Holzman, L. (1996). *Unscientific psychology: A cultural-performatory approach to understanding human life*. Westport, CT: Praeger.

Newman, F. , & Holzman, L. (1997). *The end of knowing: A new developmental way of learning*. London: Routledge.

Nissen, M. , Axel, E. , & Jensen, T. B. (1999). The abstract zone of proximal development. *Theory & Psychology* 9(3): 417-426.

Quine, W. V. O. (1963). *From a logical point of view*. New York: Harper & Row.

Shotter, J. (1996). Living in a Wittgensteinian world: Beyond theory to a poetics of practice. *Journal of the Theory of Social Behavior* *26*: 293-311.

Shotter, J. (2000). From within our lives together: Wittgenstein, Bahktin, and Voloshinov and the shift to a participatory stance in understanding understanding. In L. Holzmanand J. Morss (eds.), *Postmodern psychologies, societal practice and political life*. 100-129. New York: Routledge.

Vygotsky, L. S. (1978). *Mind in society*. Cambridge, MA: Harvard University Press.

Vygotsky, L. S. (1987). *The collected works of L. S. Vygotsky*, *Vol. 1*. New York: Plenum.

Vygotsky, L. S. (1987). Thinking and speech. *In The collected works of L. S. Vygotsky*, *Vol. 1*, 39-241. New York: Plenum.

Wittgenstein, L. (1965). *The blue and brown books*. New York: Harper.

Wittgenstein, L. (1967). *Zettel*. Oxford: Blackwell.

Wittgenstein, L. (1980). *Culture and value*. Oxford: Blackwell.

第二部分

3 对话录

弗雷德在纽约市一个 10 000 平方英尺(1 英尺＝0.3048 米)大的空间里实践社会治疗，此空间是这个独特社群发展计划的实体与精神中心。在过去的 25 年，这个项目邀请与支持了数以千计的人们，来参与创造人类发展的新文化。这个空间容纳各种文化与心理—教育的计划，虽然彼此的功能各有不同，却共同致力于在创造社会治疗路径的持续进程中共享发展的、治疗的、哲学的，以及展演的特性(Newman & Holzman，1996，pp. 151-161)。这是一个非正式的、开放的空间，在其中，治疗、剧场与教学活动彼此混合交织着。

空间的一侧进行治疗与教学活动——这里是弗雷德治疗实践的据点，社会治疗东区团体(美国境内 10 处社会治疗中心里最大的一座)以及短期心理治疗研究所是社会治疗的训练与研究中心，也提供社会治疗的培训，是有超过 30 个环绕式座位的独立空间。而空间的另外一侧，是"满天星计划"(the All Stars Project)及其展演——有 71 个座位的卡斯蒂略剧院，两个青年发展计划("满天星计划"和"青少年发展学校"）的行政管理总部，以及提供"募款展演"（fundraising performance）的大型开放空间，配备有圆桌及电话，可容纳 50 位志愿者。

这个空间鼓励自由移动与即兴社交，彩虹般色彩缤纷的长椅连接了此空间的两侧，除了将治疗定位为文化的、剧场/展演（theater/performance）式的治疗外，同时也"提醒"着治疗者、受训者和当事人，他们以及这些治疗，是共同存在于这个现实世界的。人们或移动着，或坐在彩虹长椅上，或使用放置在大厅/接待处的各式家具（先前是卡斯蒂略戏剧的布景道具），进行着即兴的聚会。

这种在设计上的开放性与非正式性，伴随着鼓励复杂多元的对话，就是我们展演的哲学。弗雷德深信所谓的抽象（abstraction）概念"是某种使一般群众得以参与其中的重要发展活动"，以及"人们必须知道如何进行哲学思考（philosophize）"，这是此社群及其实践活动方法论的核心与中心精神。

这就是社会治疗的过程与教学——督导活动——发生的环境氛围。在所有的社群活动中，是在这些社会治疗的环境里，弗雷德以最直接的方式试图创造一个辩证性的统一体（dialectical unity）——一般论述与哲学、日常生活的非正式谈话与复杂的哲学思考。他努力耕耘的环境，是人们随意地坐着，非正式地谈论着个人的事务，他透过引入复杂的哲学对话，从而使谈话转换为既是个人性的也是哲学性的——在这个综合体中，同时具有情绪、社会与道德发展性。

20 世纪 60 年代末离开学术界时，重新创造一所大学是弗雷德想要做的最后一件事。社会治疗东区团体作为弗雷德教导与训练社会治疗师的地方，是反大学的(anti-university)，或者也可以说，如同我们先前所提的，是"围墙里头没有大学"(walls without a university)——当然，这意味着尽可能地从体制的社会—心理—智性的限制中解放的意图。我们自己作为老师(同时在社会治疗东区团体与学校系统之中)，深知这个工作有多么困难。而弗雷德在这方面是个大师。他的教学从开始到结束都是即兴发挥的——25 年来，我们从未在任何的教学或演讲场合见到他查阅任何笔记或书本。弗雷德鼓励人们和他一起共同创造一个学习环境——既随意又激烈热情，既自在又令人不安，既严谨又好玩，在理性的思考上具有挑战性，充满情感的接纳。弗雷德的平易近人(他总是在这空间里随意漫步，跟其他人一样，与任何想和他说话的人谈论任何事)，以及与一起工作的人们之间的紧密关系，还有他的喜感和幽默，这些都促使人们进入这项活动——弗雷德和他的学生的确创造了一所"成长的学校"(school of growth)。

当说出来的话变成文字落于纸上，不可避免地会发生些改变。它们常常会失去生命，失去它们的特殊性与细微差别，遗失在人们持续进行的话语与关系中的位置，遗失了它们的亲密性与活动性。我们不抱幻想，这个对于社会治疗学习环境的介绍，能使接下来对话内容中的文字保持生命。然而，我们衷心希望，能协助读者们留心可能的扭曲失真，对语言的削弱(deadening of language)，也是必然会发生的。

以下章节所节录的对话，都来自短期心理治疗研究所弗雷德主持的训练、教学和督导课程。有一些片段例外，它们是在 2000 年至 2002 年发生的。这些过程多半为自然开放的对话，平均长度约为 2 小时，谈话多半采取问答的形式。我们将过程由录音带誊录下来，仅为了便于阅读而稍加编辑。同时，我们更改或删除可能使当事人身份被识别的姓名与内容。我们挑选出我们认为特别重要、有趣或得以说明社会治疗方法的片段。起先，我们用无特定次序、无标题的方式呈现这些对话，来保留它们的过程以及内容的相互关联性。然而，我们意识到这种方式将对读者造成不必要的负担，使读者在找寻他们所要读的内容，或以自己想要的顺序进行阅读时存在困难。因此我们选择将这些对话组织为六个主题，包括社会治疗实践的核心议题，社会治疗的团体历程，发展社会治疗性的关系，治疗中的挑战：人及处境，社会治疗整合性讨论，社会治疗和哲学（与观念）。我们也为每一个对话片段加上标题以便读者能捕捉对话主题以及作为实践者普遍存在的关切。对话摘自座谈会、研讨会，或是督导过程。

这些对话在长度与细节上有很大的差异。有些只有演讲的水平，有些则是非正式的日常对话。在对话开头有一些比较长的问题，是事先写好讲稿的，它在一个月一次的座谈会中被读出来。这种座谈会是提供给短期心理治疗研究所的受训者与结训者，社会治疗东边中心的工作人员，以及受邀宾客的。这些座谈会的参与者，包括社会治疗的专业工作者，分别是社会工作者，临床、咨询与组织心理学者，医生及护理人员，另类健康与身体工作者，教育工作者，以及青少年工作者。研讨会的团体参与者的组成非常多样，包含社会治疗师、受训者、当事人、专业工作者、非专业工作者，以及其他对此有兴趣的社群伙伴，而督导过程的参与者则皆为实践的社会治疗师。

　　对话中的说话者身份可归类为训练中的治疗师(参与社会治疗课程的实践者，或是参与中心提供的治疗师训练课程的人)，治疗师(实践社会治疗的工作者)，以及学生(参与工作坊、机构或课程中的非实践者)；而弗雷德就是弗雷德。

4 序 曲

对话 1：治疗就如同写一首歌

治疗师 1：我最近观察了弗雷德和贝蒂的一个团体。这个体验就如在观赏一件艺术品。我彻底地沦陷于这个环境的组织方式。这是我参与过的最认真倾听的场合。另外一点深深影响我的是，我并没有感受到弗雷德有话想说并且在等待对的说话时机。当我们事后讨论这点时，弗雷德告诉我，他做团体的经验就如在写一首歌。你想到了些什么，你看它会如何发展，如此这般。

　　我用我在做治疗时的有限性来思考这件事，特别是我与 C 工作的经验，以及我感觉自己会因为"有话想说并且在等待对的时机"而卡住。有时当我走在街上时我会想着："糟糕，为什么在团体中我没有说这个那个?"我会思考自己是怎么理解自己正在做的，以至于这没发生。其中一个例子是与 C 的工作，她在情感上非常脆弱，她会采用外界对待她的方式愤怒地防卫。我觉得自己还没找到一种方法告诉她我对她这种防卫方式的看法，以协助她更了解自己。

治疗师2：在你讲完自己如何被弗雷德有关治疗如写歌的话所影响后，我还在期待，你会怎么把这些跟你对C的想法联结呢。

治疗师1：对，我也有点期待！关于我可以如何提出这个问题，你可以说多一点吗？

治疗师2：我不知道。你或许可以说，"我被弗雷德所说治疗如写歌般的描述吓到了，我不这样做治疗"或者"那是什么意思呢?"或者"弗雷德，关于这个我想要知道更多"。尤其是你说，这给了你很大的影响。

治疗师1：我不知道。我想我可能对此感到害怕或矛盾，比如说我不会这样做治疗工作或协助当事人，或者也许我就因此退却了而不去说该说的话，我似乎无法用像弗雷德一样的方式表达不好说出口的话。

弗雷德：我认为让你觉得有些话难以开口的原因，是如何理解我们自己说的话是什么意思。我想你的意思并不是指，说出句子困难或发音困难，你指的一定是，在这个你与他人谈话的脉络里，"说话"(saying)究竟是什么意思。我想你所指的说话，和我所指的不同。我也不认为是我能够表达说不出口的话而你不能。我们各自说出我们所想的。但我不认为我所说的和你所说的是一样的。对我来说，这似乎是你想要往前探究的。

治疗师 1：我不知道。这似乎跟我设定的与病人之间关系的角色有关，这样对吗？

弗雷德：你在说某种"真理"……

治疗师 1：好吧……

弗雷德：我不说真理，这让我能自由地谈论任何事。我并不是说人们不把我所说的当回事，那是另外一个议题了。但我不说真理。那是他们的问题，不是我的。

你看，我认为人们在这里制造了一个基本的混淆。我觉得人们有时认为他们并没有很投入地说"真理"，因为他们不确定："我无法当一个说真理的人，因为我很不确定！"

治疗师 1：是呀，他们为了暂时让自己所说的话符合标准而这样说。

弗雷德：没错。这两者并没有关系。我不去碰所谓的真理，我非常确定。

治疗师 3：就创造而言，如绘画一样，是有确定性的。你在创造某事物，但是存在一些法则在引导你创造。这是有确定性的。

弗雷德：对我而言，这是有确定性的，关于在绘画、音乐创作、治疗活动，因为这没有代表（represent）些什么。

治疗师 3：这些有自己的内在道理。

弗雷德：这正是我要说的，画画、唱歌——用你喜欢的任何方式称呼。当我说我做治疗就如写歌一样时，我指的完全就是字面上的意思，但我想这里的人把它当作一个没有意义的比喻。回到治疗师 2 对你提出的问题，我认为是非常有帮助的，以我们在那次团体后的简短谈话为基础，我想我期待你的提问是：
"那你如何写歌?"我认为这会是一个明确的可前进的方向，因
为毕竟我知道如何写一首歌，但你不知道。所以，若你认真
地看待，为何你不是直接探究这个问题，而是将其视为一个
没有意义的比喻呢? 我一点都不将这个视为比喻。我所指的
就是字面上的意思。

治疗师 1：好吧。当你说你想到了些什么，你看它会如何发展，你是
如何在你想到的数不尽的事情中决定要跟着哪个前进?

弗雷德：来，我在钢琴前坐下来，我知道钢琴弹奏的一些基础。我是
指我略知一二，如怎么弹出和弦，我的手指该放在哪儿，我
知道不要把鼻子放在琴键上。所以，我对此仅有少量的信息，
而不是全部。而现在我弹出声音，我发出声响，按下这些琴
键，让它们发出声音，然后我弹其他琴键。接着我尝试做的，
是从这些我发出的声音里往后退一步，看我是否能够听见它
们跟彼此讲话——"嘿，我觉我可以和你搭配"或是"喔，我
想我还是滚开好了"或是"我不认为这弹起来好听"。虽然有很
多时候不见得有什么进展。但我继续这样努力，几乎是通过
类似尝试与错误，虽然有耳朵，但我不知如何精确地描述耳
朵如何运作，但我确信有什么在发生。这完全是个非解释性
(noninterpretive)的过程，而这正是我所说治疗就如在写歌的
意思。当人们说话时，我不会以这些是什么意思的解释来看
接下来要怎么前进。所以，这不是说没有任何的标准，但我

认为这个标准，如同我提过上千次的，比起解释性或代表性（representational），更是一种美学的。

治疗师 1：我的确是将"治疗就如写歌一样"当作一个比喻。

弗雷德：我不想简化一个非常复杂的哲学命题，但对我而言，真理（truth）就是比喻。但我觉得这是无法消灭的，有时连我自己都怀疑我们是否真的能做到这一点。

治疗师 4：我想我的确将你的确定性当作说真理。我怎么才能放弃这样的想法呢？

弗雷德：去学如何写歌吧！你看，你依然坚持一种彻底的认知比喻，以及一种"我得先看见它，了解它，才能放弃它"的方式。为什么这会是你想要看见的呢？

治疗师 4：因为我希望增进自己作为实践者的技能。

弗雷德：但为什么，对你而言，"增进"是某种准认知（quasi-cognitive）、准知觉（quasi-perceptual）的看见呢？有一种人，每日每夜相当确定地做事，但对真理仅有最小的投入。她们就是母亲，拉扯着年幼的孩子。她们需要确定，但她们与真理的关系却是非常薄弱的，而孩子们也会从这些经验中学习。虽然，孩子并不总是吸收你所希望他学的，但他们的确在学习。人们必须将自身放置于相似、不完全一样的经验中学习。这并不是通过认知来学习的。我想你所提出的是有帮助的，因为其中一部分的问题就是，人们想用旧的方式来学习新的事物。这是一种情境性的社会性的傲慢。这就如同在问贝多芬："听

着，你可以告诉我你是如何做到的吗?"这个误导的问题有很
深的本质意义，是对社会治疗实践的误解。

——对话摘自一次督导会

5 社会治疗实践的核心议题

A. 发展性活动

对话 2：短期治疗与长期发展

治疗师[*]：我今年才新加入这个课程，而且非常喜欢它。但我不知道机构的名字为何会提到"短期心理治疗"。依我所见，所有在这里的治疗一般而言都是长期的。能请你谈谈社会治疗的短期性是什么意思吗？

弗雷德：我明白接下来我将要给的答案可能会让你和其他人觉得是结果论①（post hoc），好像是必须要想出个答案来回答为何我们称之为短期一样。但我确实觉得这很精准地描述了在这里我

————————————

① 结果论是逻辑学上的谬误，意指把事情发生的先后次序视为因果关系，如 A 事件发生在 B 事件之前，就将 A 事件视为导致 B 事件的原因。——译者注

们如何联结治疗与实践治疗——关于我们如何理解治疗与情绪发展的关联，而且这个描述具有深远的意义。

典型的心理治疗是，人们带着问题来找治疗师，尝试理出一个头绪并处理这些问题。一般而言，这个过程包含了讨论与发掘情绪问题和日常生活中事件的因果关系。按照治疗的意义，我们在社会治疗东区团体和其他社会治疗中心所做的治疗就是人们在进入团体前的个别工作。通常在经过一段时间的治疗后，治疗师会推荐当事人进入团体，以获得正向的团体经验。当他们进到团体后，实际发生的是，他们放弃了治疗，然后继续正向地成长发展。多数的当事人会在几个月内结束个人治疗并进入团体中，因此，我们的治疗大多是短期的。当他们进入团体时，我认为，他们已经完成了所谓的传统治疗。

在完成了短期治疗之后，你将学会看待自己与自身成长需求的方式，这使得持续的努力成为必须，或许在完成治疗之后是一辈子的工作。所以，就治疗本身而言是短期的。社会治疗团体，可以说是介于已经完成的治疗与你今后生活之间的桥梁。团体并不是那种我们要相对快速地去照顾对方的治疗活动，但是对有些人来说，觉得这个过程持续长一点是重要的，而我们也觉得这是可以的。若他们选择长期的治疗，我们也绝不会阻止他这样做。但通常实际上，在初期阶段的一个月、两个月或六个月的短期时间是我们所称的治疗。

治疗师[*]：所以这就是短期的治疗与长期的发展吗？

弗雷德：以两者并行是我们的治疗方法，但是长期的部分并不是治疗。

治疗师[*]：你并不是指治疗的某个部分具有非社会治疗性，对吧？

弗雷德：是的。所谓的有社会治疗性是指整个过程。第一个部分在形式与内容上比较接近传统的治疗，因为人们以个人化的形式来呈现他们的问题，而治疗师的工作就是要针对问题并了解更多。但是所有的这些过程都是为了后面的独特团体体验做准备，这也是能够得以转化第一个部分的地方。

——对话摘自一场讨论会

对话3：发展的即兴活动

治疗师[*]：社会治疗如何具有发展性？

弗雷德：从发展的角度来看，我开始相信我们越来越能将生命视为持续性的过程与复杂的社会活动，而非仅仅就是这样发生的事物（things happening to things）。有时，我们会将商品化的形式强加于持续形成的过程中，因为这样做有某种实用性。举例来说，知道东西摆在厨房的哪个地方是很有用的，问题是，这让我们容易只看架子上面摆了哪些东西，而不是看见将它们摆上架子或从架子上拿下来的过程。

我尝试协助人们看见我们在一起做的事情。我们共同参与人类生命进程，对于我们是谁的发现，就是对于我们正在持续成为什么的发现。在我看来，仔细检视我们的组成部分来发现我们是谁的想法，是一个有害的迷思。我们并不是我们现在的样子，我们是在不断持续生成的我们。

这听起来好像非常直白易懂，而不是隐喻。然而隐喻不过是相对性的用语，毕竟，某个人的隐喻在其他文化中可能就是现实。在我们强调"存在"（being）的商品化文化中，"生成"（becoming）往往充其量被认为是种隐喻。我在治疗工作中所尝试的，就是要协助人们不再只是将"生成"当成一种隐喻，而是视为活动。因为在我们的文化中，人们倾向将活动本身商品化，然后说："喔，我明白了，你所说的活动就是指另外一种东西。"但并非如此，我指的不是另外一种东西，我说的活动从来就不是某个东西。我说的活动，是我们全部都不断参与其中的、复杂的、持续进行的社会过程，那就是生命。生命中充满各种东西，但生命本身并不是个东西，尽管许多人（保险公司）认为它是个东西。你可以了解保险公司为何要将生命只视为一个东西，这是他们的事。这没有关系，但我没兴趣用"我只是个东西"的方式来活出我的生命，也没兴趣把别人只当作东西。

如果人们能逐渐认可生命就是生活的活动，且不会不时地把我们生命中的某些成分只当成某些东西，他们就有能力来处理困难、误解、痛苦、不满、苦恼等这些与人类生活商品化有关的复杂问题。这是随着我们持续实践和发展社会治疗，而被逐渐清楚理解的。

治疗师[*]：有哪些东西是社会治疗尝试要发展的吗？

弗雷德：多年以来，人们常问我："你对发展的概念，难道没有包含某种独特的你想要发展的东西吗？不管是明示的还是暗示的。"这种说法扭曲了我们在做的事。我们在协助人们发展，去实践发展的艺术，跟其他人一同在他们的生命中创造，并用他们所选择的方式来发展生命。我不认为我们有任何隐含的秘密。是的，大多数在这个房间内的我们都会认同能够发展出某些事是不错的，但是人们得要有创意地为自己决定发展是什么意思。这是个大型的即兴创作，而不是照着写好的脚本演出——不是我的，不是你的，也不是任何人的脚本。毕竟，你可以学习如何演戏和展演，但不代表你一下子就可以演一场漂亮的戏码。有些技巧极其成熟的演员却会演出很糟糕的戏，为什么？因为他们靠这个赚钱？因为他们品味不好？谁知道答案？

我认为我们应该为发展碰碰运气，但这也表示人们可能会发展出某些你认为不太好的事物。若因噎废食，你就应该停止发展，或将发展导向某个特定方向。

治疗师[*]：或许有结合发展和某种目标的其他选择。

弗雷德：你也许是对的，但我的经验告诉我，当人们滑进了对各种目标的追求时，发展就会被那些要达成的目标定型了。目标往往太具有决定性了。我们作为一个物种，还没有好好地冒这个险，就给自己惹了大麻烦。并不是说过去以目标为导向的方式运作得很完美。也许，这正是我认为后现代主义的精髓所在。也许，我们正处在一个历史时刻，而我们得尝试发展。也许，是时候该看看我们是否能越来越擅长这些，以及我们是否会毁灭自己。也许，关键时刻就在眼前，而我们必须果断地放手一搏，而非以目标之名来沉默地抹杀掉数以百万的人们。

治疗师*：我知道你反对精英，认为他们阻碍了发展。难道精英的存在不是促使人们投入更多学习的动力吗？如果每个人在她或他的发展和学习上都是平等的，没有人会想要去发展他们自己，因为没有意义。

弗雷德：我不认为我们会想要一种让有潜力去教导和领导的人们无法得到发挥的社会安排。我觉得能创造出一种社群，在其中每一个人都有动能去贡献他们的才能，并从共同创造出来的整体中得到满足。

　　让我们举个实际例子来说，在我所做的社会治疗团体中，我们谈论团体中的"明星"。他们说很多话，他们做领导，人们求助于他们。但是，这不代表不是明星的人，相较于这些明星而言会在任何方式、状况或形式上得到比较少的权利。这很容易具体执行吗？不。我们的生活文化其实是非常垂直化的。先前有人问我，我所指的领导是什么意思。我回答道，对于领导，我想要提出一个新象征。领导，并不是一个人走在另一个人前面，而是一个人跟另一个人走在一起。我很希望能打破这种垂直化的概念，让不同的人可以有不同的贡献。

——对话摘自一场讨论会

对话4："存在"与"生成"观

治疗师*1：我一直在观察你带领的一个团体，最近你在努力使他们接受自身的限制，但我希望帮助人们摆脱他们的限制！我听你说过，得接受我们的限制，我们才能得到帮助，但发展不就是要超越限制吗？

弗雷德：这是一个有趣的问题，且容我再加一句——"如果我们关心的是生成，那么为何我们主张人们不要去超越自身限制呢?"对，正是因为我们关心的是人的生成，所以才希望人们留在他们的限制里，因为如果你没留在你的限制里，你不是呈现出自己的样子，那么接着产出的就不是生成而只是假装（pretense）。若是真正的生成，一定会经历认识自己是谁的辩证性的挣扎。太多的人与治疗活动尝试使人们关闭想象——假装你是这个人，挑另一个故事版本——这其中没有任何挣扎。这种做法并没有体验到我们在此所做的极度困难的辩证过程。

我们理解的成长，根本是接纳认可你本来的样子，以至于能够超越它。依我所见，对假装与想象能力的误用，假装某种你根本不是的样子，是完全无助于成长的。成长是个挣扎、辩证的过程，是认识到我们的限制以便让我们能够突破限制，并且在这个过程中发展，进而超越它们。超越不能只是"我就编出一个新的故事就好了"的空想。

假装，是个我们或多或少都容易对其屈从的魔鬼。人类有非凡的自我欺骗的能力，其实我们有比欺骗自己还擅长的一些事。在我们欺骗自己时，我们遗失了学习与发展之间的辩证。生成，是对一股强大力量的对抗，而这股力量，就是"你是谁"。想要有成功的成长过程，必须认清这一点。我们有很多与生俱来的、心理学的和文化的限制，以及——这便是神奇的地方——尽管我们有这些强大的限制，我们依然能够成长。任何理性的分析都指出，我们是有限制的和被决定的，照这样的说法，无论是个人或社会的层次，成长都应该是不可能的。想想传统心理学所教的，你会发现它和成长是不一致的，而这正是传统心理学的严重问题。

我们的理论核心是观念的现实，生成的现实在于这个辩证过程是如此的困难。之所以是观念的，是因为我们必须认知到改变任何事物都是有难度的，包括改变你自己。改变世界并不容易，即便只是一小部分，而这个部分就是你。成长是很困难的。在你领会了这一点后，我们仍会倾向认为假装或错以为成长很简单，因为我们总是容易忘记要达成它有多么困难。在成长发生后，我们会说，"哇，这真是个奇迹"，但我们忽略了变化得以发生的实际历程。我们会有这样的倾向，是因为我们都是擅长假装的人，甚至是对我们自己。我并不认为这是负面的、该被批判的。在任何给定的情境中，我们很可能都会有某种程度的假装，人们社会化的某部分是知道如何假装的能力，而我们都很会假装。

治疗师*1：所以，展演有助于成长，而非假装？

弗雷德：因为我们有假装的能力，所以我们能够展演。假装本身并不是展演，但是假装的能力跟展演的能力是有关联性的。虽然我不喜欢用"自觉"这个字眼，但在此我得如此说——展演是以成长为目的自觉假装。假装不必然跟成长有关，虽然所谓的模仿(孩子在知道如何自觉地展演之前，很早就会做了)是最近发展区中假装的一种，也就是说，在模仿的脉络中，假装是成长的一个成分。我们模仿与我们假装，这两者是在不同脉络中的方法，对此，我们有不同程度的自觉。

对我们而言——我想维果茨基也会同意——最近发展区是为了达成成长的一组独特结构。而我的工作是从人们所做的事中建构最近发展区，进而创造出一个环境，让人们能在其中为了成长而展演/假装。为了成长的展演需要某种环境。希望在我有生之年，我能协助创造这样的环境，这是一个治疗师必须做的。你努力创设这样的环境，让当事人给予你和其他人的东西，都能转化成发展性的经验。这是你的工作。

治疗师*2：假装是适应的反面吗？

弗雷德：传统心理学的多数信念认为最高形式的改变就是人们能够适应，我认为人们使用了模仿与假装来达成适应。我并不认为适应是成长的最高形式，我相信成长才是成长的最高形式！

我相信人们有能力改变、成长、发展和进化。按照我的理解，适应不具备任何质变。可以肯定的是，你能提出一个有力的论点：他们宣称的行为适应与行为改变，比起通过改变世界来对人的处境做些什么，要容易执行得多。我们认为问题的解决之道是要去改变世界整体。人们会觉得这很荒谬，很难达成。我认为恰恰相反。若你接受的理想终点是适应，那么你将永远不可能超越起始的状态。

当然，我们需要解构和分析所谓的改变整个世界是什么意思。社会治疗理论几乎都是关于这个——不仅仅是改变世界是什么意思，也包括如何做到，以及为什么这并非是不可能的事。我认为这不仅是不可能的，而且你想要有任何形式的成长，都是不可能的。我不认为在转化我们所拥有的整体时，成长可以缺席。如果每一件我们所做的事不是具有转化性的，我不晓得我们还能如何摆放成长。或许这看起来不太可能，但我不那么认为。我认为适应才让一切变得不可能。

绘画中，颜色的最细微变化都会改变整个绘画。对于我，就好像是一种形而上学的说法，你可以做的事情是如此特殊，以至于它只能改变那个特定的点。

治疗师＊3：但，色彩的改变不就是通过特殊化来成就改变吗？

弗雷德：别用这种想法来混淆自己，不会因为你称某事物为特定的个别项目，它和其他事物之间就没有复杂的相互关联。所谓特定的概念就是在此要讨论的议题。特定/普遍的二元论在数千年以来，一直都是西方的思想基础，但是，从发展与成长的观点来看，这个二元论是否能作为一种理解的方式，是后现代文化中探讨的核心议题。尽管带着这样的二元分别，我们已经走到现在这个地步，但这不代表我们可以再进一步往前。

这是现代主义的根本矛盾，如果你要这样说的话。一般而言，现代主义的决定论，关于如何说明真正的新事物、新概念、新的存有生成（comings-into-being）是不清楚的。如今，适应，被用来作为现代主义的整体观点，来解释说明"新"是什么，但随之而来的问题是：适应如何能产生"新"。我不认为它能办到。我认为现代主义本身是自我矛盾的。

要说明变革并不容易，这个世界普遍以决定论的眼光看待事物。再者，变革确实困难，不仅是量的困难，更是质的困难，因为在这过程里需要许多努力，以便发展与超越社会中被过度决定的及生活中时时刻刻都在使用的概念，如自然、生命和个体性等。要超越这些概念是令人难以置信的，但是，值得注意的是，它们在现代主义的历史中被超越了，更不用提在现代主义之前。这是个很不平凡的现象，对我而言没有比变革更加了不起的现象了，所以没有任何事比变革更加困难。这正是为何我如此热爱它的原因，研究它与跟它纠缠是充满乐趣的。但这是需要小心对待的，因为我们都是现代主义者。为什么我们是这样呢？即便我们设法让自己免于这些，也不会减损太多现代主义力量的作用。这是我们的矛盾，是一个我们得超越的诡异现象，同时在广泛的各个事物与治疗中，而且如果你无法协助你的当事人做到这点，那就等于你一点都没有帮助到他们。这也就是为什么我将病人视为革命者。为了能帮助他们成长，你需要将他们视为革命者——并不是指那种狭隘的、实质的、意识形态式的革命者。

——对话摘自一场讨论会

对话5：什么发展了？超越个人主义

治疗师： 我非常注意最近在团体中发生了什么，我注意到人们对个体的反应与响应。我被人们的故事所吸引，发现人们说的很多东西很有趣。但这在结构上，看起来像是场竞赛活动——人们在彼此响应。团体中的自由主义者倾向去认可其他人的故事，或表达对这些故事的感同身受，希望让其他人感觉良好等。这个团体必须以不同质地的活动去建造团体，一个能挑战"自由主义"的启蒙概念的活动。如何建造团体能够挑战自由主义文化？这为什么是有治疗性的？

弗雷德： 我觉得你自己已经回答问题的第一个部分了，因为你刚刚标志出自由主义的发源——它与个人主义和竞争性的关联——然后你坚持以团体的根本性作为成长的单位，事实上就是对启蒙概念的批判，这个概念根本上是个人成长的、个人竞争的概念，认为作为个体有无穷潜能去学习更多，知道更多，懂得更多，不断地成长而越来越能够掌握自然本质与从自然中汲取任何形态的个人利益，不论是经济上的还是情绪上的。

从启蒙时代流传至今，对于成长概念的定义就是个人成长。奇怪的是，个人成长已经不再有空间了。马克思写过关于资本成长的限制，这是经济的形式，而关于心理上的成长也能够建立类似的论点。

治疗师：那这个挑战为何是有治疗性的呢？

弗雷德：我相信挑战是有治疗性的，是因为它以独特方法协助人们去克服他们在尝试个人成长时遭遇的与众不同的挫折。它协助人们克服困难，因为它从经验上不断地指出不可能做到这一点。这个治疗性在于，尝试让某人将球扔出 400 码（1 码 ≈ 0.91 米）远，本身就是有治疗性的。当你开始明白你无法做到，你就会开始去想什么是你能做的，什么是有可能的。这是有治疗性的，生命里有许多事都是有治疗性的——它们揭示出你尝试要做的事情的限制。倘若你自身的限制被揭示，那便是有帮助性的治疗，你越来越全然地感觉到你能创造什么，你能达成什么。

接着，若这些都能被彼此共同接受和理解，社会治疗会继续教导人们如何去做新的事物，也就是发展团体。若你能进一步学到如何使团体成长，你便能够重新燃起发展的火苗。所以，社会治疗这样运作：你首先得认识到自己一个人无法有任何成长，但你能用你可以做到的方式，通过参与发展团体的过程而成长，然后，10 年、20 年、30 年后，就是这样，全部治疗好了。这样看来，发展是通过团体的成长，是通过学习如何使团体成长的活动，而使在其中的人们得以发展。而这正好与启蒙概念中的个人成长是相对立的。

治疗师：然后你能在其他地方也运用这个能力？

弗雷德：喔，是的。你可以在任何有团体的地方这样做，而就我所知，差不多是任何地方都有团体。人们会学到新的社交技能并实践它，而获得不同程度的成功。再一次提醒，这并不保证每一分实践的努力都能管用，也不保证你完美地实践就能产生效用，因为世界上还有许多其他的因素——你可能在实践的路途上，被一道闪电击倒。

人们在不同的阶段，会期待尝试学习新的范式，一个后启蒙时代概念：我们何以为人。这正是你所预期的，这是一个非常不同的题材，告诉了我们某些很不同的事物，而这也是门困难的学问。这门学问很难学，原因在于它几乎反对我们文化某些长期以来最深层的结构性部分。这并不是容易克服的。

——对话摘自一场督导会

对话 6：根本的接纳与情绪的成长

治疗师*：您能否协助我更好地理解何谓根本的全然接受，以及为何它对情绪成长是重要的？

弗雷德：前几天晚上我在团体中和某个已和我进行治疗许久的人工作。

她如此说："我要如何做才能度过这些？我要如何停止继续这样？"我告诉她，她得要和过去她的样子达成协议，并重新框定她提的问题。我发现自己向她和团体说了一个我25年或30年来没再提过的故事。我就是很自然地想到这个故事。

回到20世纪60年代，我因为一些原因，然后有了个非常糟糕的体验，我觉得精神恍惚，变得偏执等。最后我发现一个有用的自我对话："好吧，这或许就是你现在的情况，也许就是这样了，也许已没有回头的路了，也许这就是得设法处理的，即便发生了这样的精神恍惚，你还是得弄清楚该怎么办。事实上，也许'回头路'的这个想法只会加重恶化这个经验，因为你花了太多精力在这上面了。"我把我的精力花在"我可以擦掉这一切吗"，但是当我全心全意集中于此，其实什么都不会发生。

我所指的根本的接受并不是种被动的说法，它跟持续发展的过程是无法分割的。它要人们认真地望着镜子，焦点并不是"我如何让自己成为一个不同于自己的人"，而是全然并根本地接受自己的过程。这无可回避地跟往前进是彼此关联的。

不出意外地，那个和我在团体中一起工作的人，变得非常难过。这个团体是非常具有支持性，充满爱，彼此照顾的，而且我们接着要能够支持她以及协助她看见，跟过去的自己和解。对她而言是非常重要的，因为她感到非常难过的正是

她曾经的样子。你无法否定自己最初的样子，那并不是成长
的一个步骤。

——对话摘自一场讨论会

对话7：选择成长

治疗师*：我能如何学着摆脱自我的认同？而作为一位社会治疗者，
又如何能使来寻求我协助的人们，也摆脱他们的自我认同？

弗雷德：我不认为这是可以学的——让我们从那个假设开始。我认为
那是你得去做出来的。这是我们每个人都得做的决定。我想
我们得去面对一定程度的道德议题——在所有的治疗中，尤
其是在社会治疗中。这个道德议题是，你想要舒服自在地活
着，还是想要成长？做自己无疑是比较舒服自在的。成长不
见得是全然舒服的，特别在你越来越年长时。对孩子而言成
长也不是特别舒服，即便在生理层面也是不舒服的，当然对
已经长大的人来说也是如此。不管是情绪的还是其他类别的
成长，都是不太舒服的。这是一个选择，一个道德的选择去
决定你要不要成长，要不要发展。这是我们在一生中的许多
时刻都会做的决定。我想你可以持续地选择成长作为你的
选项。

选择成长后，接着是什么？这很难说，因为这跟你对这
个选择要做些什么有关，而且有各种各样的事能够做。但我
的确觉得有某些事是可以先了解的。我认为成长将不仅涉及

你自身的转化，它也会转变你所处的环境与世界。我认为这也意味着重新思考一些基本的原则，如什么是给予，什么是获得。我认为这也代表着要对你选择的后果进行持续的检验。如果花儿要先确认盛开后的作用，再来决定它们要长成什么样，它们也许永远无法成长。这并不是结果决定论，只能知道的是，你选择投身进入一个过程，一个你认为能使这个神秘的发展现象得以发生的可能性增加的过程。

发展是神秘的，并不是那种不科学或宗教的，而是确确实实的神秘，因为我们全然地投身于一个不知道结果的过程。这是现代主义的进步，是一个相对于前现代的亚里士多德学派的进步。这是一个重要的人类改变，去接受大多在宇宙中正在发生的事，并不是因为某人或是某神知道这个过程将会如何，我们并不晓得此过程将会如何，但是我们仍然还是参与其中。这是一个选择。

究其根本，后现代的问题是伦理的问题，是关于选择的问题。人们是会做出选择的，抑或是继续坚持在自己认为的幻觉与伪装中——而就是这种伪装，就伦理来说，使得世界变得更糟，因为现代主义早已走到尽头。这里有种对于"知"的伪装，每个人都假装知道。若每个人都如此用力假装自己知道发生了什么，我们怎么可能去往任何地方，或获得任何成长或发展？我们不知道在发生些什么，我们不知道在这房间里发生了什么，但这没关系。我不认为这是个糟糕的道德困境。在我看来，"知道在发生些什么"这件事本身才是道德困境。对呀，所以归结下来，再一次强调，这是个不断重复的选择。

就我所见，在治疗中发生的，我所做的其中一部分是创造出这样的环境，不断地问团体中的人们，他们是否要做出这个决定。这并不是一生一次的选择，这是个你必须重复做的选择。我会这么说："你今晚想要完成这个成长吗？还是你只想跟彼此聊聊？不管如何都没关系，但这是个选择。我会持续地把这个选择摆到你面前，而你也能够持续地告诉我，你今晚并不想做任何关于成长的事。"那是团体过程中的动力。我会试着用有创意的方式，而有些人会说，是去引诱人这样做。我并非是中立而毫无立场的，我试图让团体做出成长的选择。团体是否常常会做这件事？并不经常。大多时候团体会选择不要去成长，团体偶尔会决定要成长，然后这就是神奇的地方，在结束后，人们会边走出房间边说："刚刚那到底是什么啊？"

从传统的角度来看，这不是一种学习，这是个非常困难的选择。对经历过社会治疗的人，我有的只是满满的敬意。这是非常困难的选择，它不会让你感到舒适。即便如此，许许多多的人们年复一年地选择要成长，这一直鼓舞激励着我。

——对话摘自一场讨论会

B. 提升社会性/挑战个人主义

对话 8：创造最近发展区

治疗师*：我想更好地理解社会治疗中的最近发展区概念。我在读《列夫·维果茨基：革命性的科学家》并学习文中维果茨基介绍的最近发展区概念。在书里，你和洛伊丝说：

> 在发现和使用最近发展区中重要的是，维果茨基对已成熟的和正在成熟的过程之间的关系特性十分关切，看起来直接相关的是，儿童可独立完成的事情以及需要通过与他人合作才能完成的事情之间的关系。虽然认识到儿童能通过合作、协助与支持，完成比他独自一人更多的事，但是他也注意到儿童的潜能，即便是有协助，也并非是毫无限制的。模仿仅是种纯粹机械性的过程，因此儿童能模仿几乎任何事的这种观点，在维果茨基看来是不正确的。儿童以及我们，仅仅能模仿我们的发展程度范围内的事物。在 1970 年进行的早期语言获得（early language acquisition）研究对维果茨基的论点提出进一步的经验证据，也发现儿童不仅在模仿他们所听到的语言的数量上有所不同，他们对于所模仿的内容也是有选择

性的。儿童不会去模仿他们很熟悉的，或是超出他们的语言程度太多的语言，而是模仿那些他们正在学习的语言。（Newman & Holzman，1993）

你能多谈谈关于最近发展区以及你对其在社会治疗方法中的理解吗？当谈论到评估我们可以发展的范围，你所指的又是什么意思呢？治疗师如何运用这个评估信息去推进当事人的发展呢？

弗雷德：人们进入社会治疗，如同他们进入所有团体时一样，是个体化的。他们想要在更广大的社会脉络中用被教导的方法来实现成长，也就是，个体式的成长。他们带着这样的工作程序与学习模式进入团体。这是可理解的，因为这是他们以往被教导的方式。所以我们在社会治疗中很大一部分工作就是教育人们如何学习。我们集体共学，而且是借着和不同学习程度的人们的交互关系来学习。但是这并不容易被接受，因为社会整体的氛围是完全与这相反的，社会总是传达着个体式的成长与学习。

社会治疗，就某部分而言，是教导人们学习与发展的新模式的一个长期且复杂的过程，而人们必须要开放地学习这种模式以作为成长与发展的先决条件。它是个持续进行的过程，你无法在一次团体中就能做到。这种新学习模式的教导，包含人们彼此相聚并学习创造团体的任务，这是一个主动发展团体的过程，而团体必须进行这种具有创造性的任务很长一段时间后，才有足够的条件去学习任何事物。

有人很沮丧地进入团体，还没有参与到创造团体，就说："我需要帮助，我非常情绪化！"然后人们都想要帮忙。我说："在我们眼前的问题是，我们能帮助这个人吗？这个人作为集体过程的一分子的先决条件已经成立了吗？议题不仅是这个人是否需要帮助，我认为这个房间里的每个人都需要帮助。真正的议题是我们是否有办法给予帮助。"有些人认为在这时候提出这个问题是残忍的，但我认为这或许是个时机，来协助她/他看到我们并不是魔术师。若人们并未去协助团体的创造，他也无法在情绪上被帮助，所以我们必须持续留意人们在团体的建造中扮演的角色。我这样说并不是指这个人是否在团体中开口说话，有些人不说话但却明显地发挥团体发展者的功能，而有些人一直都在说话，他们却没有在建造团体。

有一个可被识别的活动称为建造团体（building the group）。这种建造团体的活动就如建造一座桥一样。你必须协助人们一起去做这件事，同时也为他们的情绪成长创造条件，这是维果茨基的概念。对于创造最近发展区的最好的理解方式是，拒绝个人独自成长式的发展。这就是说，实际上，人们并不是个体式地在成长，而是作为社会单元在成长。所以，在社会治疗中，为了情绪的成长，我们必须创造合适的社会单元。而且若你无法创造，你可能会做上千年的治疗而没有达成任何改变。

　　这就是为何我们必须不断回到建造团体。这并不只是一个我创造出来的格言。这是这份工作的根基。我们是社会学习者，社会发展者。而且我们有这个能力，但一般在我们的文化中却不运用这个能力。为什么？这是个复杂的问题。这是西方文明化的历史的结果，但我们不要如此。看看世界，几乎任何事物，也包含人类文明本身，都启动了这个在团体中运作的能力，而人们依旧不这样做。我们并不是这样被社会化的。这是我们持续在社会治疗中实践的工作。我的焦点不是协助那些带着个人问题的个体，我的焦点是协助团体明白成长、发展与进化的本质，并尽我所能地在这个房间之外的他们的日常生活中，创造这些情境。

　　所以，这些完全是源自维果茨基吗？不。这是有创造性地运用维果茨基。我们能自己学到一些东西。但我认为我们的理性根基确实可从维果茨基那里辨识出来。我们在创造各种最近发展区，而最近发展区又会创造出更多的最近发展区。最近发展区是非常重要的事物，它对人类成长是必要的。

治疗师＊：人类的社会性是有自我意识的吗？

弗雷德：有些人将自我意识看作额外的好处，一种附加物，但我认为自我意识就如同呼吸般，是人类活动中的根本部分。你又如何定义自我意识呢？

治疗师＊：我指的是，人们是否需要去告诉彼此，"我们是一个团队，所以我们一起学习着一些事物"——这种自我意识。

弗雷德：你问的是，人们为了达成我所说的，是否得去这样说吗？

治疗师*：对。

弗雷德：不。自我意识是否需要被呈现出来以便促使我们往前吗？是的。但是，对我来说是这样，我并没有一种对自我意识的行为的定义。我认为倘若人们是一起在学习的，那么他们就已成功地创造了最近发展区。

——对话摘自某次讨论

对话 9：融入异化

治疗师*：你曾说过社会治疗是经由人们社会性增进而运作的，它的发生则是建造团体的任务而产生的成果。

弗雷德：以及自己有意识地觉知社会性。

治疗师*：是的，所以能预期一个人提升了社会性就可以产出发展和对峙问题之道吗？这能事先知道吗？或只是刚好发生了这种情况？

弗雷德：我不知道。我此生最大的惊喜是见到这种社会治疗的路径确实能协助人们。多年以来我们曾经这样说，我们的首要任务是要去实践一种不会伤害到任何人的治疗形式。在 15 年的不断实践中，我们发现它确实能够帮助到人们。

这让我有些惊讶，如今我能够明白为什么会这样，但我一开始并不晓得。我觉得知道它能有所帮助是很迷人且非常启发人的，因为社会治疗尽可能做的就是，用非常实际的方式介入不同程度上宰制我们文化的异化疏离。融入异化介入人们情绪问题的积极方式。我并不是说那是去除异化疏离，因为有一些疏离的情况是你无法在这个房间里用每周二晚上两小时就可以克服的，还有其他的重要因素。但你能在持续的基础上减少疏离，而且我认为那会对人们的情绪生活带来很大的不同。异化疏离是个杀手。

——对话摘自某次讨论

对话 10：关联性的觉察

治疗师 *：我带着此生没有意义，不知为何而活，失去继续前进欲望的状态进入了社会治疗。虽然我还是持续着这种状态，且现在仍然持续着，因为很多不是跟这个"我"有关的原因，而是跟"这世界中的我"有关。而随着我即将要结束在这里的正式训练，我依然——虽然很少——质疑生命的意义，或我该说是无意义感。

我一如往昔却也有所不同——同样的组成部分，不同的未知结果。大多数时候我喜欢探险，而其他时候我感觉自己在下沉。你充满活力的想法与看待事物的方式是我过去从未想过的，但是当你说这些时，它们看来是如此显而易见，让我奇怪为何自己从没那样想过，我很高兴能有机会听你说这些。如果你能从我所说的找到些什么是你想回应的，我想对我，我也确定对其他人而言，会是富有成长性的。

弗雷德： 这是我目前浮现的想法。我体验过当我和人们一道工作时，我带他们到从未到过的地方。而我的理解是，那个他们从未到过的地方就是"这里"。在我们的文化里，人们很早就被社会化：他们总是活在其他的地方，而不是当下所在之处。那是我协助人们去做的一件平凡的事。我协助人们拥有一种他们"真正确实参与其中"的活动经验，这感觉是个奇怪的"所在"（place），而多数人对此却感觉不十分熟悉。在一种极具导向性的文化中，人们很容易将所想所做视为有关"别处"或心灵深处的东西。这使我们陷入永久的疏离状态中，总是不做自己，总是处在另一个地方、另一个生命之中。我试着协助人们让生命就在"这里"，不管"这里"的结果会是如何，我试着协助人们学习这简单却格外复杂的活动，在你现在所在之处的活动，学着做"你是谁"的活动，学习"如你所是"的活动。以上所说不是从制高点来消极地全部接受，而是视为让自己生成为以上皆非的先决条件。

你无法在不知道自己是谁的前提下去到任何地方。但是想要或尝试这样做是很吸引人的，可以情有可原地理解人们会不满意于他们所是的样子，所以在我们的文化中的拉力就是要去其他地方，来避免——即便不是这么意识到——待在我们现在所在之处。这趟旅程，我拥有一些技巧协助人们进入，对成长和发展而言，那是必要的，虽然条件尚不充足。

治疗师：自我意识的角色是什么？还有自我觉察呢？

弗雷德：我对于自我意识一点兴趣都没有。我有兴趣的是关系中的觉察，而不是自我觉察。

治疗师：差别是什么？

弗雷德：对我而言，我们生活的组成单位就是我们的社会性，所谓自我的意识是对这点的否定。在我理解的方式里没有自我意识的空间，因为没有自我的空间。我认为自我是西方文明中根深蒂固的迷思，一个很重要的迷思，因为一旦你移除它，你所移除的就是西方文化中最根本、最压迫性的迷思，也就是疏离异化。没有了自我就没有疏离异化。

治疗师*2：你所说的让我豁然开朗。"自我意识"这个词是我在社会治疗中常常听到的。与人建立关系时，难道不需要一个人对自己的所作所为有自我意识吗？

弗雷德：那有帮助吗？

治疗师*2：对正在发生什么有所觉察，这是有帮助的。

弗雷德：但是正在发生的就是在关系中共生的。

治疗师*2：是呀，但是我也可能是在关系中做事，而我没有特别留心。

弗雷德：从"正念"这个词的意义上来讲，自我意识似乎是完全无害的。用这样的方式使用自我意识，意思是指体贴的，是不会造成伤害的、肮脏的、侮辱的事，而我对这没有特别的意见——虽然我不喜欢这个词，因为它暗示着某种对于自我的个体主义式的本体论。我想若一个人对关系中的关联性有觉察，就会有个好理由不去做那些事。

治疗师[*]：所以我们在社会治疗中所学的是"我们跟谁有关联性"吗？

弗雷德：我们知道我们是有关联性的，这并不是一个由不同个体聚在一个房间里而形成的团体，而是一群人的集体。团体才是基本单元。

——对话摘自某次讨论

C. 平凡的创造力

对话 11：创造力是集体的动力

治疗师[*]：你对创造力的看法，认为创造力"并不是要创造一个成品，而是要创造出工具，让成品发生的工具"，这让我用新的方式思考治疗师——作为一位工具制造者，帮助病人能发展出自己独特的方法，用以在生命中产生新的发展。你所说的创造力的危机，以及我们在这个国家正在经历的，无论在诊所还是在医院对病人的治疗都显而易见。我并没有具体的问题，只是想表达对你所说的治疗中的工具制造者的认同。

弗雷德：你说得很到位。的确，我正是这样看待团体的治疗性。我尽力地工作，以确保我们不会造成被解答所谓的问题的状态。在某些方面，我把这视为我主要的功能。我想要帮助人们彼此可以联结、创造与建立。我们生活在一种文化中，置身于其中的我们，都想要在社会过程中，嵌入某种跳脱问题解决、商品化的结果。我看待自己在治疗中的角色，是帮助团体创造出工具，不只是一次或两次，而是持续性的，因为这是一个不断重新装备工具的过程。

　　我们是来自不同地方的不同人，都是极度个体化的，每个人都经历了很不同的一个星期，然后一起来形成一个团体。有趣而且吸引人的问题是，我们一群人可以在一起做些什么，用我们集体的标准，让这个治疗变得富有创造性，是珍贵的一件事。我们可以建立什么？我认为许许多多浸润在主流文化中的人，已经被深深地剥夺了这样的体验。我们要扮演许多功能，仿佛我们知道限制在哪里，是我们没有充分地伸展自己，通过任何方式变得富有创意，包括情绪上。有许多的情绪是我们从没想过的，也没有被放进《精神障碍诊断和统计手册（第 4 版）》（*Diagnostic and Statistical Manual of Mental Disorders*-Ⅳ，DSM-Ⅳ）中。情绪性，不只是简单的九种标准情绪，而是更甚于此的复杂过程。情绪性之美，是我喜欢做治疗的原因。

治疗师* : 我曾听你说过，你视你的治疗团体所做的就是创造一场戏码。

弗雷德 : 是的。在过去的 20 年间，我曾做过很多剧场的工作，包括编导。这对我的治疗有非常大的影响，而且我也越来越觉得自己在治疗性的工作中其实是在做剧场的工作。我将其视为人们一周来一次共同创造一个新的剧目。每一次会跟之前的有关联吗？当然，它们当然相关。有时我们回顾之前的活动，会发现这其实是一系列的。原本我们认为是个别的演出，现在被我们视为一场为期 9 周的家庭戏剧系列。

我试着去协助人们即兴地创造，当然，人们扮演各种不同的角色。这个工作是看我们能否使用这些角色，而且不要被这些角色限制。我是否比其他人做了不同的贡献？是的。在团体中的其他人是否做出不同于彼此的贡献？当然是的。是不是有些人讲了很多话，而有些人不说什么话，是不是有些人讲了一阵子话之后，就不太说什么话？当然。是不是有某些人发现自己无法对某些话题侃侃而谈？是的。人们处在生命的不同阶段，这些都是非常具有流动性的。

不过，始终如一的工作，是要创造出表演性的环境，让人们在这里有机会可以有创造性。我认为这是基本的，不只是在治疗中，更是在生命里。在"展演一生"机构（Performance of a Lifetime，训练与咨询的组织），我们甚至进入公司的情境，尝试让人们看到公司生活中某些限制了人们的压制性角色，是令人烦恼的，对生产力会有影响，更别说是人们的感觉。这些角色削弱了人们的创造力，而创造力是个好东西，是正向的，也是具有生产力的。在某些方面，社会治疗的经验是一种学习如何更有创造力的经验，它不是通过学习规则，而是借由学习这个活动本身。这是个创造力的练习课程，就如人们去健身房学习如何使用不同的器械，让自己变得更强壮，于是就能做一些他们之前做不到的事情。

社会治疗性的工作也是如此。人们学习如何去创造表演，而如果你能这样做，代表你在生活中也可以如此。人们告诉我——这也是令我感到兴奋的——他们发现自己在家中与自己所爱的人：孩子、先生、妻子、母亲、朋友等，发生了一些令人愤怒的事情，然后他们能够退一步说："我们能重新创造这个展演吗？我们能不能有一些其他的可能?"即便他们不知道要做什么或如何做。

这并不是对愤怒的否认或压抑——这反而是一个开启，去创造新的反应方式的能力练习，因为愤怒是情绪的体验。

我们的文化使我们倾向于认为情绪是自然的，意味着"如果你感受到它，你就应该要以某种特定的方式表达出来"。我认为这样的迷思应该要被推翻。我们可以并能感觉到我们的感受，但我们仍有许多的可能来处理这样的体验。这就是我们在社会治疗中尝试要去帮助人们的。

我们都知道，当表达方式只有有限的脚本台词那会是多么具有破坏性。

治疗师*：这非常有帮助。在同一句话中，只要使用了"创造力"与"治疗"便会打开很多视野。困难的是，人们经常过于坚持要去解决问题。

弗雷德：我认为在心理卫生领域，创造力是极度需要被开发的工具。

有很多很多的工具，都没有被我们使用，其中部分是由于心理卫生的范式越来越发展成以问题与不正常为导向，这是非常不幸的。当然，有一些问题和不正常的状态使得人们需要某种帮助，但是，即便如此，创造力依然是个珍贵的工具。对任何人来说它都是如此珍贵，不管你是谁或者你经历了些什么痛苦。

与我一同工作的人们在一起，引导我的是集体的创造动力。在某些方面，治疗对我来说就像导演一场剧目，这不是说我在编导时对于要找寻什么没有想法，而是演员们、技术纯熟的人或我自己作为导演的创造性动力在引导着。借由创造性动力，我指的是一种愿望，将我们集体拥有的想法、才华、预想、品位与精力，输入剧目来创造出一些新的东西。因此来看，我做的治疗性的工作与剧场工作已经是相似的，我相信借由一起创造出新的东西，我们实现了"治疗"。

表演性的语言，是我能想到的语言，如同所有语言一样，其危险在于表演性的语言会被过度界定，这也就是为什么社会治疗，正如我努力在实践的，总是希望可以创造出新的语言——尽可能多的，一种新形式的语言——来进一步发展与进化自己。就这个方面来说，维特根斯坦就是一个大导演。

——对话摘自某次讨论

对话 12：精英的限制

治疗师1：我的一个团体，需要一些帮助。这个团体已经一年了，对我来说仍然是新的，我觉得我好像还是在照顾这个团体，或者说是团体照顾着我。我知道这感觉起来有些虚弱，人们鱼贯而入，但还是不够，这会让我更为保守与过度保护。具体来说，我好像太过急于跳进去给团体指导，或许我应该让团体自己挣扎一阵子。但我不确定，我并没有阅读太多与此相关的资料，由于我的自由主义倾向，我知道我可以继续这样做，但我想因为人们相对生疏，他们可能会需要我更多的指导。

在上次的团体中，P 一开始就表达自己不知道如何开始团体，她觉得很尴尬。她说，在其他地方她觉得自己是有能力的，现在尴尬的体验让她感受到困难。其他人也有这样的感觉。大概在团体开始 8 分钟后，我询问大家为何认为 P 觉得自己没有能力对团体来说会是个问题？某个时候，我对她说我支持她所说的，这对她来说是前进了一小步。这就是个例子，我也可以只是让团体继续这样进行，然后看团体会怎么处理，而且我确实想过要这样做，但我也认为若能开放讨论这个困窘又无能的团体经验，这对她和团体会有帮助，而不是将此视为一件很糟的事或者问题，而这也确实会产生比较多的对话。但我不确定自己这样做是不是对的。弗雷德，你对我说的这些团体共生的事，有什么想法？

弗雷德：嗯，我认为你在介入前，应该给团体多一点的时间。你说你大概给了 8 分钟？

治疗师 1：对。

弗雷德：这对我来说是不够的。在那 8 分钟里，你自己身上发生了些什么？

治疗师 1：我不知道。我就在听、观察，试着注意大家所说的。

治疗师 2：难道没有任何你没认知到的事情发生吗？

治疗师 1：嗯，我的确对团体感到有些紧张，好像需要很多帮助或支持或什么的。

治疗师 3：的确需要很多帮助。那是什么原因让你紧张呢？

治疗师 1：我想我是在担心它会瓦解。这个团体很小，里面没有太多的人，如果要继续进行下去，还是有点不稳定。所以我想，这的确让我保守起来，因为我担心团体可能会解散。

治疗师 2：弗雷德，有没有方法能停止想要让团体"成功"的想法？

弗雷德：嗯，你可以就这样保持着一段距离，听起来是这样。如果你让这个团体自己发展，它会找到自己失败的方式。所以你应该给它一些空间来这么做。

治疗师 1：你是说我太急于去做一个爱管闲事的人，我应该要让它多一点失败经验，进而变得更有技巧来处理它的失败吗？我察觉到，我也许是一直在防止团体失败。这是你所注意到的吗？

治疗师 4：看起来，现在我们讨论的是你必须要处理你的不安全感。去看看发生了什么，也许这会有帮助。就我的经验而言，如果只是坐在那里让团体自行运转，并且试着不要马上处理，我知道这是困难的。这是社会治疗对个人挑战的一部分，不要想轻易地摆脱。

治疗师 1：我知道这对我来说向来是个问题，我们在这之前讨论过。我实际上不需要感到如此不安全。我的确觉得这非常具有挑战性。我喜欢这个团体，但我也不知道该怎么做，而这令我紧张。

弗雷德：当你说"我不知道该如何做"时，我听到其中隐含的意义——某个人知道，只是刚好不是你。这样说正确吗？

治疗师 1：是的，我这样觉得。

弗雷德：这是一个非常非常严重的问题。这没有切中要点。

治疗师 1：嗯。

弗雷德：我指的要点是，没有人知道该怎么做——它还没发生。M 不知道要怎么做，B 不知道要怎么做，我不知道要怎么做，没有人知道要怎么做。但你并不是这样说。"我不知道怎么做，但某人知道"或"我在未来有一天会知道如何做"，占据主导你的有利位置，而这是社会治疗所反对的。你从哪里获得这想法的？

治疗师 5：我有两个想法。一来，我想我们很难相信人们能创造出些什么，若我们不做些什么让它发生的话。我的另一个想法是，或许我们还不够有技巧来处理团体的抗拒——这或许也与我们的抗拒有关——关于要一起创造些什么。

治疗师 1：我认为，我花太多时间在担心自己了，担心自己不是个有创造力的人。所以当你问我们是否相信我们可以创造事物，我花太多时间在贬低自己，至少我并不如弗雷德或其他治疗师那样擅长此事。这似乎是一种自溺……

弗雷德：一样擅长什么？

治疗师1：创造。我不够熟练于此。讽刺的是，这是我经常跟病人在一起做的事。而他们常常拿自己跟别人比较。

弗雷德：那么到底要怎样才是有创造力呢？

治疗师1：比我更有创造力。这个问题没有答案。我想，这个问题的重点在于使用这把尺丈量的荒谬。

弗雷德：我认为问题的重点，在于你使用"创造性"作为某种难以理解的、抽象价值的说法，相对于创造某事、做出某事——做一张桌子、做一顿餐点，听起来似乎你有着偏精英的、抽象的关于创造性的概念。

治疗师1：嗯，对，我想这正是我所担心的——我不知道创造性是什么，我并不擅长于此。

弗雷德：让我的治疗团体得以运转的，并不是你以为的我多有创造性，事实上，这甚至阻碍了一切。让我的团体运转的，是我对于创造某些事物的意义如何理解——并不是要做出多了不起、多美好、多特别的事，而是跟你所工作的元素共同创造出些什么。你对创造性的概念是偏精英的，这是一切的前提。我不认为你将与你一起工作的人、你自己作为联结的材料，一起以行动创造出活动。这是创造的真谛。社会治疗的活动，是做你能做的，付出你可以给予的。

治疗师 4： 你在你生命的其他方面很擅长创造。所以，我不知道是你真的不擅长，还是你真的不相信通过集体的创造活动可以帮助病人。

治疗师 1： 对。不是结果，而是过程。是的，我认为这是对的。

弗雷德： 这并不是个深奥难懂的治疗。这是个非常简单的治疗。帕姆引领了这些在"满天星才艺表演联盟"（一个采用此取向的补充教育与青年发展方案）的年轻人演出，而结果证明这是有发展性的。如果你在夜晚的森林中，越来越寒冷，你就必须生火。你使用可以取得的材料。你并不需要生起一个多特别的火，这并不是创造的意义。你必须要生火，因为如果你生火了会比较温暖。这是我们对创造性最世俗的理解，而不是多夸大或生涩难懂的。

——对话摘自一场督导会

对话 13：创造选择

学　生： 在文化和个人层次上，选择去创造在我们的发展中扮演什么角色？

弗雷德： 我相信，就历史而言，我们目前处于一个非常不具发展性的时期，因为我们身上选择新的去展开创造性的能力是有局限的。作为一位治疗师，我试着教导人们，创造并不只是要在既存的选择中选择，而是选择要创造出新的情绪性选择。我有时会将此称为帮助人们创造新的情绪。人们有创造出无穷情绪的能力，若不这样做，我们便停止了情绪性的发展。我认为这会让人们在情绪上麻痹，很大一部分原因是他们无法延续创造情绪的过程。

在今日的美国，限制你去创造的氛围是无所不在、令人震惊的。看看政治，看看学校，看看艺术，看看剧场等，我非常关切当我们被允许与能够去创造的机会如此受到限制所造成的影响。

——对话摘自一场研讨会

对话 14：创造意义

学　生：什么是意义？最终是由权力决定意义吗？

弗雷德：维特根斯坦讨论过这个议题。他引用圣奥古斯丁（St. Augustine）的一段话，其中包括了对于意义如此受欢迎的看法——意义的命名理论。从这里来看，字词与语句是借由它们所指涉的东西，而产生意义。字词就像图像，来自世界各面的图像。要了解意义，就要了解这些图画了些什么。维特根斯坦说，这全然是错误的。这个理论和其普遍被接纳的程度，容易使人们的发展停滞。他认为，语言可以被用来代表某事，可以描述，可以命名，但是它的复杂度在于所处的事实中可以有无穷尽的面向——在诗里面，可以是命令，可以是情感的分享，也可以指涉其他的事。很多人误以为维特根斯坦所称事物的意义，是要在特别的字里行间或者说话的形式中找到。

维科(Giambattista Vico,17～18世纪的意大利哲学家)论及意义的起源,他举了个例子。想象一群还没有语言的人,当可怕的暴风雨骤起,他们一起因惊讶而倒吸了一口气。当他们想起暴风雨,他们就会想起这个惊呼。这个惊呼并不是暴风雨的名称,而是因暴风雨的自然现象而生的一个反应。它也不是暴风雨的图像。意义被误以为是个人主观的活动,而不是一组命名的关系意义,是与世界其他方面相互联结的。集体的反应因而流传,因为这些反应,提醒了一个过程,包含那场暴风雨,不是暴风雨本身,而是与暴风雨相关的历史性联结。

意义的生产,并不是语言的使用而已,而是存在于我们复杂而自然的生活世界中,包括了主观成分的创造性能力。语言的意义不在于使用,而是当一个现象揭开时所伴随的活动。我们借由在社会过程中牙牙学语和创造意义,来学习语言,而不是由其他人指导性地将意义强加于我们的认知。小孩学到这样一件有意义的事,也就是说,当人们说话时,就是在参与某件正在发生的事。是这样参与的活动,教导我们意义不只是一个特定字词,还是一个成为意义以及意义产生的过程。我们借由参与社会活动,进行社会性的学习。

当字词开始被使用时,它们便转变为商品。说话则变成有技巧地使用这些商品(将它们放在一起)。语言变得非常有用,但同时也丧失了其创造性的根源。创造意义的过程就停止了。是的,我认为我们正在失去制造意义的创造力,一种借由创造新的意义来转变事物的力量。举例来说，人的异常状态是根据一些人类的情绪而定义的，但如果对于情绪商品化的认识，本身就有着本体论上的误会，那么与我们想称之为人类发展的方向就不一致了。

社会治疗挑战我们不能只在商品化的潮流中与情绪联结。身为治疗师，我们要以重新定位、去芜存菁与去商品化的方式，来处理情绪问题。我们必须创造不一样的东西，问题会在创意性的理解中被重新框定而消失。我们必须练习赋予新意的能力，来处理我们认为是问题的问题，借由这样的活动来改变它的本体。命名已经变得无处不在，以至于我们生活的内部运作变得比外部物质世界更加容易被标签决定。我们已经相信我们脑海中的各种事物的存在，以至于没有一个"在他正确思想中"的人会永远面容清晰。商品化的理解应用于人类心灵的力量创造出了一个无法触摸的内在世界。这是普遍的不安，限制了我们创造意义的能力。

社会治疗帮助人们能与其他人一起去创造新的意义。人们带着痛苦与问题进入治疗，诉说着被商品化的情绪与语言。社会治疗的努力，就是要让人们了解他们对彼此说的话是没有意义的，它只是商品化了的概念，是个人的、疏离的。只有在治疗中参与活动的人们，由他们自己创造出意义，那就是："对我们来说的意义，是运用我们集体的能力来决定我们所说的意义是什么。"

是我们来决定意义为何。至于该怎么做呢？非常困难。我们必须借由开启可能性来开始。没有人知道我们的意义是什么，我们又在说什么。这并不是指我们无法在一个商品化的社会中探索，而是我们无法在发展中参与。因为，发展是一个创意的过程。我们正在尝试着教导人们如何创造出意义，借此才能使创造力转变成发展性。此外，这并不是马上可以借由挣脱商品化对我们如何看待事情与意义的宰制，就能做到的。

——对话摘自一场研讨会

D. 展演

对话 15：展演于/与治疗

治疗师* ：我是训练方案中新来的成员，我很着迷于治疗是展演的想法。但我不明白这要如何帮助人们解决他们的问题。

弗雷德：人们寻求治疗，可以理解，他们想要知道自己到底怎么了。他们觉得很糟，他们感到难过，他们觉得受伤，他们感到焦虑，他们惊慌，他们害怕，他们痛苦，他们沮丧，他们无法入眠，他们无法进食，他们吃得太多，他们吃得太少，他们有很恐怖的争吵，他们有痛苦的情绪，或者比这更糟。他们被诊断，他们被贴标签。所有的事都发生在他们身上了。有些人因自己所做的尝试而感觉到了改善，其他人则一点也不这么觉得。他们来找我，就像找身为治疗师的你们，非常合理，也可以理解。他们问我们是否可以让他们好一些，但是对我来说，我能给的唯一最诚实的答案就是"没办法"。我们无法让任何人感觉好一点。对我来说，我们对这些带着苦痛来找我们的人所能给予帮助的方式，就是让他们活着。我们可以帮助他们创造出一些新的东西。我们可以帮助他们蜕变成他们所不是的人，我们可以帮助他们展演。

治疗师* ：他们寻求治疗不就是想要成为与现在不同的样子？即使他们并不知道什么是"展演"。

弗雷德：很多人说："我没有办法忍受我生命中发生的这些事，我极度不开心。我想要找寻我内在的一部分。我想要发掘我是谁，然后可以克服这可怕的痛苦。"对此的回应，我会说："很遗憾，我认为我们必须要看到，你就是正在这可怕的痛苦中的人，而这是关于'你是谁'的过程的开始。问题在于你所是的那个人，因为某些原因，跟你想变成的人是不一致的。"可是，很多人想听到的是，他们其实不是现在这个样子，而且有些事情是我们可以一起来改变内在的。如外科手术的改变一样，移除那个难过的、焦虑的、受伤的人，那并不是他们真正的样子。

对我来说，从根本上帮助别人处理他们可怕的痛苦，就是要帮助他们看到可以运用自己的力量成为他们所不是的那个人的能力。我们人类所拥有的力量是可以成为我们所不是的人，只是我们大多没有好好使用这个能力。那么，我们怎么定义这一人类的能力呢？我们用展演。我们每个人都有能力上台成为李尔王或麦克白夫人或任何人，说一个不好笑的笑话、吐舌头、扭扭鼻子或跳得高高的。我们有表演的能力，我们有能力成为我们所不是的人。"等等，"你可能会说，"那只是在台上罢了。这种事情在台上发生是很理所当然的。""但看这里，"我说，"这个舞台并不是一直在这里的。我记得当我们设置这个舞台并将它搭建起来的时候。我们创造了这个舞台。"我们有能力去创造可以表演的环境。我们可以在任何地方创造舞台。我们本是展演的人，这是个我们拥有的美好才能。展演的才能，就是运用我们的能力去成为我们所不是的人。

当人们来治疗时，我试着让他们成为他们所不是的人。我并不是要深层地诠释一个人的内在是什么，我要尝试的是看我是否能让一群人展演，创造一场表演，玩一场游戏。有人会回应，这让人类生命更细琐繁杂。我认为，就传统而言治疗是让生命繁杂的实践，对我来说，运用能力去展演我们所不是的人，是对人类生命的赞扬。我们并不一定要是我们，我们不一定要接受其他人告诉我们是谁，而且最重要的，我们并不一定要接受我们告诉自己我们是谁。我们不一定要坐下并对自己说，"我不能做那，或不能做这，因为这并不是我"，这就是生命的奇迹。

但是，在我们的文化中，成为你自己，已经被转变成一种光荣的声明，"我知道我是谁！"嗯，很了不起。"我知道什么会让我好看。"同样是这个人，也会说："顺带一提，我很可悲。我已经花了 33 年在做分析，而且我确切知道，在我生命中每一天的每个沮丧的时刻发生了什么。"这话也许在一个鸡尾酒派对上有效，但这真的很让人们沮丧。

我知道这对一些人来说是挑衅与冒犯的，而且的确，对我来说也是这样。30 多年前，我自己第一次进入治疗领域，这是我生命中的一个伟大发现，对我来说是具有转变性的。这些年来我慢慢了解，具有转变性的就是跟另外一个人——那时，是一个美好的人——在团体治疗中跟其他人，一起度过一个过程，慢慢看到我不必一定要是那个充满情绪的自己。那个充满情绪的自己，是没有什么可以赞颂的。所以，人们来寻求治疗，而我尝试要帮助他们的方式就是展演。

治疗师*：你指的确实是如此吗？

弗雷德：呃，这很难说，因为我不知道"确实"是什么意思。我所做的治疗，是某种复杂的辩证法，它来回地发生在人们的展演中，在他们表演出的不是自己的样子，又坚持要做自己的样子之间。有趣的矛盾是，我们从不停止成为我们是谁，即便我们成为某个截然不同的样子。

治疗师*：当你在成为某个完全不同的样貌，即便仍然是你自己时，对你的痛苦和问题发生了什么作用？

弗雷德： 发展的转变性就是帮助人们去成长与发展，以改变这些痛苦的问题与困难所处的形态。你并不是靠移除的方式来摆脱这些痛苦与问题，它并不像动手术一样。用维特根斯坦的话来说，问题是由于不间断地创造出某些事物"消失"了，因此这个问题、这个痛苦、这个困难与你是谁之间的关系持续地在进化与转变。我爱维特根斯坦的譬喻："让问题消失。"我认为，他是在说有一种魔法在哲学上运转，帮助我们认知到语言以及我们在概念上的限制。对于结果，并没有一个清楚截然的原因或时刻。你就做这些，然后突然间——看起来——问题就消失了。我发现这个譬喻在社会治疗中是有用的。团体参与并融入创造环境的过程中，而且"神奇地"，它就转变了。

——对话摘自某次讨论

对话 16：展演与行为

学　生： 展演与行为的关系是什么？对我来说，展演似乎是更具创造性的行为。

弗雷德： 展演是我们对维果茨基理论的一个补充，或者说是一种完成，是在当代的一种改变，我们相信这跟维果茨基所言是一致的。人们常常误会，以为我们所指的展演是超乎正常的行为。这不是我们的原意。我们试着要证明，人类是个表演的物种，我们时常参与各种不同的展演。展演并不是一个特殊的行为类别，因为它本身就替代了行为这个概念。

认为人类总是从事着"行为"的概念，虽然可能在其定义上是真的，但是就本体论而言，是不尽满意的答案。因为这对人类活动提出了一种神秘而且不正确的理解。所以，我们要用来取代行为的（如同传统心理学中所使用），就是展演的概念。

我们是一个表演的物种。这很难讲出它是什么意思，它所指的是人类的所有活动，有意识的成分（无论意识是什么）。对任何事都是表演的理解，是主张所有人类活动都是社会的极重要部分。行为学家认为，行为与人类的个体特性联系在一起，但维果茨基并不这样认为，我们也是。我们将人类行为视为社会的，并不只是在起源上的社会性，而是每分每秒的实践都是社会性的表达。我们要否认的是——而且在这里我们不只延伸维果茨基，还有维特根斯坦——私人活动的概念（the notion of private activity）。在我们的文化里，那些卓越的活动都被视为私人活动，然而，按照我们所主张的社会性，不管我们在做什么都包含着展演性的意识。

我们以广泛的方式来使用展演，各种不同形式的展演：有些经过非常严谨的排练，有些非常即兴，有些是这些的混合，有些是美好又引人入胜的，有些是无趣的、枯燥无聊的。我们并不是用一个美化的方式来使用这个词，譬如说"如果你展演，就是在做一件美好的事"。不，我们时时刻刻都在展演，这个展演远超过一群演员彼此对话。然而，没有预先设定台词的人们，都是展演的人。他们在进行展演，以他们所做出的非常细微的动作在贡献。

展演是一个拟剧的概念。我们从剧场借用这个概念，这个方式是有用的，能看到我们是如何在生活。我们呈现的是一场复杂又多面的剧目的一部分。创造一场戏，即使是在台上，都不是单纯出于想象，而是出于我们思想之外的东西，不只是添加自我意识的层次于一般人类的行为。总起来说，这就是为何戏剧会有作用。即便是最荒谬的戏剧，所凭借的事实正是我们经常在做的。若它们不是如此，把这些戏剧从人类经常在做的事情中抽离的话，从哲学角度而言，我们也将无从分辨它们。剧场与正常的生活很不一样，但是展演仍起源于我们在正常生活中常做的某些事。在舞台上的表演，则是我们常做的事的一种变形，其重要的意义在于，我们比想象中还具有强大的能力，足以创造性地影响我们如何展演生活。

文化容易引导我们，让我们觉得没有太多的空间可以创造。你也许可以在舞台上或特定的仪式场合中演出，人们也许有时可以聚在一起，来创造些新的东西。但是，就传统观点来看，生活的大部分，多半是行为主义的而非展演性的。可是，只要你试着将这道门开启一点点，就会改变一切。它改变了我们对于成长、发展以及情绪治疗等的意义。因为，如果我们接受行为主义的观点，小写的 b 以及所有跟随它的想法，即便是隐含的，我们发展与创造性转化的能力也会被深深限制。

所以，在社会治疗中心，当我们说发展是治疗，我们是指它是展演的创造性行为，具有转化社会行为、社会活动与社会存在的能力，能创造性地改变我们所做的一切的整个脉络，包含我们的情绪性。

——对话摘自一场研讨会

对话 17：学习即兴

治疗师 * **1**：我不确定该怎么问这个问题，或者这到底是不是个问题——你对于即兴、治疗与生命的想法、评论和反应是什么？

弗雷德：我现在认为，生命比我过去所想的还即兴。我认为即兴是我们可以学习的东西，而且它帮助我们生活得更好。在我看来，我们所处的文化过度被角色决定。我指的并不是道德的批判。我们教导人们要做自己，要适应社会，是基于把他们放进角色中，而且我们是以我们认为积极的方式来做。我们尝试帮助他们看到他们的角色。这是有价值的，我认为这是重要的，就某个层面来说，去知道我们是谁。另一方面来说，生命的大部分是在缝隙中活着，在于我们如何与彼此主观的细微差异相处。

至于治疗性，我认为这真是太糟了，因为心理治疗一直以来都与所谓的不正常有关。而这个状况已经在改变中，这是非常好的。情绪的或发展的成长技巧，是我们每时每刻都要学习的重要部分，包括学校和家庭等，或许我们正朝向一个时代——治疗本身就是生命的一部分，也或许根本就没有所谓的治疗。

人们可以变得相当擅长情绪性的互动，也就是说，这是可以通过学习得来的。不过，很多人还是认为情绪就是很简单地、自动地发生运作。我并不同意，我认为这样是不幸的，我们没有学习到如何接触彼此，如何与彼此联结，如何跟彼此在一起，如何给予，如何创造社会环境。这天会来临吗？这也许不会在我或我们的有生之年发生。

治疗师*：我不确定你所指的即兴是什么意思。

弗雷德：对我来说，即兴是一种可以创造一些非预期事物的能力，也就是说，能超越以角色为导向而活动的界限。你看过那些连连看的谜题，你得将那些点连接起来，而且唯一可以解决的方式就是跳脱边框。我认为即兴就是跳脱社会强加的边框，那些我们活在其中的边框。

有时候，置身于角色中是一件再好不过的事。我并不认为人们应该在纽约街头过马路的时候即兴创作。在这种情况中，我百分之百支持角色导向，以及以角色为导向的行为。我要说的是，有太多具有发展性而不被限制的美好的生命情境，举例来说，与所爱的人，能持续灌溉关系，有意识地尝试新事物，即便是在餐桌旁边。即便我们选择了不去做一些不同的事，但至少有这个选项。我们可以是一个非常保守又过度武断的物种，但我们也有能力选择去跳出这样的边框。

回到你的问题，我认为人们应该更自由些——这并不单指某个人，而是任何人——能做不同的事。我们可以学着如何打破边框并且即兴创作。

要打破一系列被社会所接受的期待是很困难的，而且不只是社会强加于我们身上的，更是我们自己强加于自己身上的。我们有一所教导即兴展演的学校("展演一生"机构)。一开始，人们来到这，惊恐地坐在那里说："我要做什么？接下来会发生什么事？"我们说："去台上，用一分钟即兴表演你的生命故事。"然后他们说："你们一定是疯了。"我们会说："是的，但这不是重点。重点是你是否学会了如何去即兴。"接着他们走到台上，做出了令人无法置信的表演。因为，我们所有人都有即兴的能力，我们都是具有创造性的。

有时候，我们所处的环境并不允许我们创造。我们把孩子送到幼儿园，他们随意涂鸦乱画、做些漂亮及美好的事物。然后他们上一年级，某人——并不是坏人，只是某个在制度安排下工作的人——会说："现在，你必须画在框线里面。"有时，这令人难以理解——"为什么我昨天是这么的美好有创意，而现在却因此得了一个 F①？只是一天而已，发生什么事了？我做了什么？"所以，无须去否认已在认知学习的事，为了文化性

---

① F指的是得了低的分数。——译者注

发展的生活方式，还有许多其他的事物需要被强调。

治疗师*2：我绝对同意你对何谓即兴的回答。因为我正是在学习并且教导即兴活动，我尝试跳脱边框，去做一些不同的事。我认为，即兴的美在于这是一个社会活动，能重新引导人们与其他人一起去创造某些事。

弗雷德：在边框外总有其他的人，一旦你走到边框外，你会遇见其他人。

治疗师*2：做即兴训练的困难，在于去帮助人们看见即兴是一个社会活动。通常，当人们创造出即兴的场面时，他们会感觉到在那场表演中与你充满联结。但是在其他时间，他们则觉得自己所做的仅是个人的，而且过度在意自己在台上看起来如何。我不知道你是否知道，对人们来说，了解到即兴是社会的，而且最重要的是团体可以创造出什么，这是困难的。许多和我一起工作的人无法了解，这跟要从个体化方式挣脱的困难有关，对吧？我确实感觉到，即兴对于我所工作的团体是有治疗性的，但是我仍为如何理解和传递这一点而纠结。

弗雷德：我认为这是重要的，要去跟人们分享我们在小时候的学习，其实就是非常具有社会性的。它发生于维果茨基所言的在不同位置的人们的最近发展区——老人、年轻人、同侪及非同侪。我们不只用这样的方式学习，而且是通过这特定的路径学习。这种学习就是我说的创造性。这不是指后来在生命中发生的学习，也就是与角色导向和角色导向行为很有关的学习。

我们必须回到当我们都是儿童时发生的那些事，当时我们并不只是遵从规则与角色，而是去创造。我们必须发展那些我们小时候就有的能力。而现在，身为成人，我们要创造一个环境，让人们可以被允许做一些像孩子般而且我们都认可的事情，因为那是我们过去的一部分。我们的童年，是我们过去的一部分。举例来说，"展演一生"机构一开始的移动练习是重要的，因为协助了人们跟其他人以不同的方式移动前进。许多我们小时候学习的方式，都跟我们的位置与观点的改变有关。我们必须找出更多的方式，来支持人们这样做。

——对话摘自某次讨论

E. 描述真相的谈话有什么不对？

对话 18：说真相的描述

治疗师[*]：如果社会是建立在承认某种不变的真相的范式上，那么参与讨论真相与说出真相的谈话，似乎是社会治疗的工作。你能不能说说，你是否认为内在的真相范式可能反而会抑制个体的成长？人们内在的真相，举例来说，一个人对自己说"这就是我"或"我没办法做到，我从来都不擅长开车、数学或烹饪等"，是否会阻挡我们更认真地学习，它们会不会让低度发展的活动有借口继续，而成为一种与他人疏离的内在私我？我很担心这种视为不变的真相！

弗雷德： 我同意。在我们的文化中，对话的标准形式是根植于真相范式中的，与描述性范式无法分割。这便意味着，一则成功的描述，取决于能否据实地描绘事物内在或外在状态的特征。我认为心理学最大的失败，在于对描述的坚持。然而，对我来说，描述性的对话，在帮助人们发展或社会化的过程中，并不是最有价值或最有用的。我们的文化过度重视描述性的对话，而心理学也是如此。要通过这样的方式来处理情绪性，是错误的。

我们在社会治疗中所做的，就是以不同的方式来避免真相范式，并且将焦点放在活动和表演上。我们想要帮助人们聚焦于他们互动之间的关联性活动，将此看为关系性的活动。这并不仅仅是个体分享他或她对于某事的描述，另外一个个体再描述他或她所认为的，然后试图说服彼此甚至要达成一致。我们尝试提出一种理解，这不是描述性的，我们并不是要去帮助人们在描述这件事上做得更好。

我一直尝试帮助人们打破这种描述性的真相范式，转而采用一种活动—理论范式，将正在发生的事情与正在发生的活动联系起来，而不是与正在说的话的事实联系起来。我并不是对于说了些什么真相一点也不感兴趣，我只是觉得它不具有发展性。

而这不是容易的，我认为，特别是对那些在成为社会治疗师之前，曾接受传统心理学训练的人来说更不容易。他们发现要打破描述性的模式是困难的，因为这几乎是传统训练中所学的全部。他们告诉我，有时他们会感觉到："如果我不这样做，那么我还能怎么做？"在指导他们时，我发现，或许该尽全力，以我们和小孩玩的方式，来发展与案主的关系，这是有帮助的。期待在未来，我们并不只是站在一旁看着孩子玩，并且描述他们做的所有事，然后在某个时间点说："嘿，等一下，我知道你现在要做什么……"不过，这是心理咨询师实际上在做的，许多治疗师也是如此——他们以成人角色看待孩子，描述孩子在做什么。

幸运的是，有其他的方式能让我们与儿童的游戏有所联结。我们帮助他们玩得更好，参与并一起创造。你可以帮助孩子在玩乐的活动中享受，提升玩乐的活动，在玩乐中更进一步地成长。而描述他们在做什么，在根本上就是疏离的活动，这如同传统治疗的面包与奶油是必需的，但这并不是我们在做社会治疗中所追求的。我们会这么做，仅仅因为我们是人。我们的治疗师会想："喔！天呀！我必须说些什么！"他们因此做出一些描述或诠释。你可以摆脱它，因为你身下有这张又大又旧的椅子。你可以做各种各样的事情，因为你是治疗师。这是不幸的，但这就是人生。不过，我认为我们可以持续挑战我们自己，以及与我们一起工作的人，而不掉进描述性的心理学中。这是我认为最能帮助人们的方式。

——对话摘自某次讨论

对话 19：不带认识的前进

治疗师*：当我们说到"一个非认识论的实践方法"时是什么意思？

弗雷德：用一般的语言来说，它指一种实践，是不依靠知识而得知的假定。我认为这是我们文化中一个危险的假设，一个正在凋零的假设，但是我并不为此感到遗憾。这可能是一个好的历史时刻，去超越带给我们麻烦比益处多的"认识"。也许有人会为其强烈辩护，认为"认识"——个体化的认识，是一般普遍的认识形式——在科学的全盛时期极其流行。但是我认为有足够的理由，在科学或其他领域，人们可以考虑去放弃"认识"，并尝试创造出一个"以方法为基础的路径"，以便与"以认识为基础的路径"相对照。这里大概的意思是说，我们不是要发掘出什么是真实，而是要去发掘前进的方法，尽可能地略去真实，像我们略去知识一样。一般的共识是，知识乃是真实的相信，所以当我们摆脱了知识，我们也摆脱了真实。"摆脱得好！"我说，"对于这两者，就是这时候！"这是我们所指的以方法为基础。

我们致力于创造出方法的环境，创造意义，建构诸如此类的东西，为的是要带着对话一起前进，带着发现，带着治疗，带着不论那是什么。我们需要建构什么来继续下去？我们要建构出什么，才能把我们从这里带到别的地方？这些问题是具有运动性的问题，而非严谨的或认识论的问题。问题的症结，并不是要去发掘真相，以便于我们能用某种方式前进。不，我们就直接在这个节点上进入过程，让人们集体来想办法，如何从这里找路前进到任何地方，而无须通过对真相或知识的吸引作为媒介。

——对话摘自某次讨论

对话 20：不要分享知识

治疗师：在过程中，我们一直在讨论治疗中分享知识会产生距离感。我们都同意，我们不想与案主产生距离，也想知道我们如何可以跟他们分享，同时跟他们亲近。所以，我的问题是，你能跟案主分享知识却不会产生距离感吗？如果可以的话，要怎么做以及何时做？

弗雷德：不要分享知识，要分享展演。在你的问题中，有问题的字眼是知识，而不是分享。分享很好，去分享一个展演。你有想法想要谈论，你有话要说和有热情要表达，就做吧。不要当一个知者。在我看来，分享知识，是一个使人疏远（alienating）的活动。因为——原谅我，如果我是太传统的哲学派——从柏拉图（Plato）以来直到现在，知识的定义中包含一个重要的成分，就是真相。大体来说，在哲学的圈子中，知识被视为真实的意见。所以，分享知识是非常困难的。不过，这并不代表你不能将你想的说出来，不代表你不能展演，不代表你不能给予。

你很了解我，知道我可以一直滔滔不绝地讲话。在很多团体里，我说很多话。但是，我非常努力地让这些纯然是展演，而不是一种解释性的真相。我是以展演在做，而且尝试用指导式的行动来帮助团体。在某些方面来说，我所做的努力是一种示范性的展演，来帮助他们进一步展演。不是表述真实，不是在表述知识，我对团体说故事。就某个程度而言，这是我对团体的主要贡献。我说了一个好的故事，它是真的吗？我的本意不在于它真实与否，而在于它是一个好的故事，可以帮助人们对彼此说他们的故事，进而一起创造出新的故事。在我看来，人们集体创造故事的活动，是一个非常有用的发展性过程，但我们却使用得不够。我们是一个具有创造力的物种，但是却没有足够的机会创造。我所谈的这种创造力，往往容易在一个人 4 岁的时候就被停止了。从 4 岁开始，我们就不再被允许有这种创造力。大约在这个年纪，创造力由"真实"接管，"不要再说故事了。不要再编故事了。现在你已经稍微长大了，你要去上学，我们开始听取真相吧。"

所以，对，不要分享知识，分享展演，成为你的案主的展演者。当然，他们会把你所说的视为真相。所以，你得用另一个展演，来让他们打消那个念头。"你刚刚不是说……吗？""是呀，我刚刚是说了那些话。你认为那是真相吗？你在说什么呀？因为这些话是从这张(治疗师的)椅子、我的身体、我的声音说出来的，所以你就认为这是真相吗？这不是真相。你认为什么才是真相？"我们还是可以一起创造。我们可以一起创造很美的东西。我们不需要把我们说的任何事都视为真相。

治疗师：那么人们为什么会来找你寻求治疗？

弗雷德：为什么人们会来看戏？在台上的人并不是在说真理。人们喜欢看的是一场好的展演。我们从一场好的展演中学习与成长。我们从展演学到的，比从真理中学到的还多，不然孩子永远无法学习。他们并不知道真理到底是什么。他们是从观察父母的过程中学习。

治疗师：我将你今晚所说的视为真相。

弗雷德：这就是我在说的问题。

治疗师：我认为我们在团体中向你学习。但是我猜，并不是从你所说的真相中学习，而是从我们一起所做的当中学习。

弗雷德：对，这就是我在说的。而且我认为，你在那个团体中那样的成长，是因为你展演得不一样了，也更好了。我也不认为，你现在所说的比你几个月前所说的更具真实性。我不认为真相跟这个有任何关系。

治疗师：在理智上我可以了解，但是却发现在情感上很困难。

弗雷德：在理智上这是容易的，是因为你可以将它视为真相呀！我知道这个把戏。我们通常过度迷信真相。而且，就像你所说的，理智上说"我已经扬弃真相了"很容易，接下来你说的是——"这是真的"。在一个充满以真相为定律的文化中，要改变我们的实践是很难的。你说得很对，这做起来非常困难，但是我个人深信，这种对真相的信奉正是人类病理学（human pathology）的源头。当然，还有其他因素。不过我认为，我们不能回避必须要将病理之所以存在的整体社会文化脉络纳进来的需要。很多人说："那是脉络，让社会学家处理就好。我们只单纯处理症状——我们会给他们药丸或者说明。"我不接受这个说法，因为我们在治疗有痛苦情绪的人时，一大部分是需要治疗导致人们痛苦情绪的文化偏见。

——对话摘自某次讨论

F. 问题

对话 21：关于问题的表达

治疗师＊：在一个特别的团体中，我看到治疗师帮助一位带着问题前来的人。当我在督导中提起这件事时，治疗师说她并不是在帮助这个人和她的问题，而是在帮忙建造团体。她这样说是什么意思？可以建造团体而不处理问题吗？这样的团体看起来会不一样吗？或是无论有没有问题，建造团体的过程都会发生吗？

弗雷德：人们谈论着关于问题的表述，因为团体不是强迫性的环境，人们会带来任何他们想谈的，用任何他们选择的方式来言说。问题是，我们是否根据问题和解决问题的努力来继续开展工作，而不是人们带来什么。人们带着任何他们带着的东西进来，而且你可以运用上千种不同的方式描绘人们带进来的。这里并没有固定的方式。在哲学的语言中，这是不言而喻的，任何现象都可以被无穷多的方式描述。如果你想要把事物描述成问题，你就可以。

重点是，我们在做的不是在解决或者尝试解决问题，不管是个人的问题或是团体的问题。我们所尝试在做的，是建造出一些什么。我们尝试建立某种环境，让人们可以用某种方式跟彼此交谈。一个帮助我们前进的环境，或是往团体所决定的方向前进。

这是一个方法上的任务。一群人可以集体决定他们想要做什么，包含解决问题。有时，我的团体会自己决定他们想要解决的问题。这不是我的建议，但他们还是决定如此。他们十之八九不会真正在意我的建议——这是好的，也是健康的。由他们决定希望朝向的目标，然后融入你必须去做的事，以便达到那个目的。我们要如何达成？你如何谈论这个？你用何种语言？为什么我们采用那种语言？我们如何与彼此产生关联？每个个人如何与彼此产生关联？是个体与彼此产生关联吗？团体同时讲话吗？团体跳舞吗？团体跳上跳下吗？团体去窗户边吗？一群人有无限的事情需要去做，为了要从他们现在所在的地方，到达他们集体决定他们想去的方向。这就是在治疗上我渴望帮助人们做的。我不是在找寻答案，我不是在寻求解决问题，我也不是在寻求让我或者任何一个在房间里的人，说出他们所知道的。如果他们这样选择，也没关系，但这不是我想要做的。团体有权利做出他们的选择，但是这不代表他们所选择的对人的成长是最有帮助的。这对任何团体来说都是如此，并不只是社会治疗。然而，我们是用往前移动的方法，推进跟人工作，来帮助他们，而不是通过去获得所谓正确的答案，也不是去解决问题。

我不知道什么是正确的答案。有时候，人们会认为他们知道正确的答案。那是他们的权利。有时候，团体对于那样做会觉得满意，但是有时候不会。是否我曾有自己的方式，其实没有，我很少有我自己的方式，但我会尝试。

——对话摘自某次讨论

对话 22：让问题消失

治疗师*：当你说，"我们来建造团体吧"，你所说的，已经超越了团体。因此团体会大于所有部分的总和。团体的成员带来了他们的问题，而团体与他们建立起关系活动。那么，治疗师的角色是什么？

弗雷德：让我从谈"问题"来开始回答你。身为社会治疗师，我理解我在做的——用我最喜欢的维特根斯坦名言来阐明——通过一起工作来让问题消失。我们并不是在寻求解答或解决问题。就像你指出的，人们来治疗及谈他们的情绪问题，这完全是可以理解的，对此我没有批评之意。谈问题跟讨论任何事一样有正当性。在治疗里重要的是，一群人聚在一起可以用他们跟彼此分享的内容来做些什么。有了那种对话，你就可以做什么，这是活动的下一个层次。我们努力做的是，人们如何拿他们带进团体的东西去创造、发展与建立。这似乎对我来说才是团体的活动。

当人们提出他们的情绪问题，我认为这主要意味着人们进入了对自身个体化的认同。问题的呈现往往是高度个体化的，不只是在它的语言本身，也在其概念上——"我有这个问题"。这不是反应关系性质的。我们尝试与团体进行的是集合这些"输入"并且说，"有一个方式可以让我们发生联结，而且并不是只将它视为那些个别输入的总数"。当团体被识别为团体，其活动是要搞清楚借由什么方法，让团体可以跟这些问题的呈现有所联结，进而创造出某种环境。就像我们一直宣称的，社会治疗是一种方法的实践。它并不关心这个个体或是那个个体的问题，它所关切的，是一群人发现并且创造出一个可供他们与彼此联结的方法，创造一个有所关联的方法。

我们如何跟彼此说话？对于人们通常如何跟彼此讲话，我们的假设是什么？一周又一周过去了，团体尝试尽可能找出所有的假设，是为了让团体进行一个创造性的过程。这个过程乃是聚焦于对话的活动，而不是对话的内容。难道对话的内容一点都不重要吗？我认为是的。我并不期望在我的生命里，我们会达到人们进入治疗来讨论核物理的地步。我想，人们会持续进入治疗并且谈他们的情绪问题，是因为有一个更大的治疗机制已然存在，人们也会受其影响，而不是只受到我们在此所做的事的影响。但是，从我的优势以及我所做的事来看，即使他们谈论核物理，我也可以有效地工作。

——对话摘自某次讨论

对话 23：并没有答案

治疗师[*]：在我搬来美国并进入社会治疗之前，我已经决定要放弃将心理学视为一门科学，但是我不知道这并不容易。最近，在我们一个晚间团体中，我领悟到我们都是"小"心理学家。我们都有我们的故事，我们的理论，关于一些发生在我们生命中的事，我们尝试要去解释、去理解和去辩护。在我的国家，身为一位心理学者，我知道一些"大故事"——在我跟案主工作时，所使用的理论。我发现它们很狭隘，不足以用来理解我们身为人类如何活出生命，但是作为参照，仍然是有用的。

然后有一天，我跟一位病人在一对一的会谈时段里，我感觉到自己卡住了。矛盾的是，我并没有更表现出人情味，反而更被挡住。我不去感觉，我不知道该说些什么，我的大脑一片空白。我告诉我自己要展演出积极倾听，表演谈话。我就像一个正在学步的小孩，要求自己，不要滑过去，走进冲突。突然，我看到了自己的疏远。这并不是感觉的问题。我并不是感到孤单。我关心我的家人和朋友。我看到自己涉入一个疏离的、个人化的、结果取向的，以及知识导向的活动，这是被心理学决定的。

在社会治疗中，我发现，将我每日的活动——做治疗和在日常的生活中活着——视为展演是极有帮助的。这让我感觉很自由，而且是非决定论的，帮助我不这么严肃地看待自己和他人。因此，我也得以多一点空间可以玩耍、创造、改变和发展。我感觉更有活力。

我的问题是什么呢？我正尝试写下我个人以及专业的转变，与我的国家的临床心理师们分享。我并不想否定他们，而且我也不想否定在我来到社会治疗之前的自己。我曾是一位临床心理师，然后体验到以心理学帮助人们的限制，这种经历将我引进了社会治疗。我需要一些帮助来推进自己更往前成长，而且以我曾经是并且仍然是的样子为基础，而不需要否定它。

弗雷德： 这实在是一个高水准的问题，令人印象深刻。让我想想看能不能对于你"还没"放弃的，给你一个像答案的东西。这里有个后设方法论（meta-methodological）的拉力，使我们想着要以某种方式或其他什么，会比较接近获得"正确的答案"。即便我们否认"所谓正确"或否认答案，还是会有这种后设方法论的拉力。就某种程度而言，我们认为我们会以更好的方式来做，然后越来越靠近答案。而我认为，这是最难放弃的。

　　我们必须欣赏身为人类的我们，拥有一种强大的模仿能力。同时，也有数不清的东西阻碍着我们——内部的、外部的、情感的、认知的——要把这些东西摆在一起，我们只有非常有限的能力，来搞清楚到底发生了什么事。我们是非常受限的。过去五六十年对于赛博格时代①（cybernetic age）的迷思，认为人类的构造是个非凡的机器。但是我并不认为我们是非凡的机器，我想我们只是三流的机器，与所有出现的阻碍都有关联。因此，在治疗中的大部分时间，重点并不是要去发现"那个答案"，甚至是"一个答案"，而是去帮助某人了解到并没有任何事物应该被视为或者看起来是答案。这就是治疗的价值所在。

　　社会性的治疗丝毫不会带领你更接近答案。我认为，这种情况很难处理。之所以困难，是因为如你说的，你就坐在那张椅子上，而且你对面的人正期待你能有一个答案，或许不是对的答案，但是比他或她所拥有的更像一个答案的东西。社会治疗路径最困难的部分，就是告诉这个与你一起工作的人，你并没有一个答案。

　　回到维特根斯坦的语言模式，就某方面来说，这是让问题消失的核心。让问题得以消失，并不是我们克服了问题，就某个观点来说，是我们不接受"问题"探究的框架或概念。你提出的问题具有启发性，而且我相信你已经做了很多努力。

---

①　即控制论的时代，控制论是指借由控制器的动作，可以让系统稳定。——译者注

在你来到这里之前，已经有很大的进步了，或许这个作为你与其他人一同在抛弃心理学的路上所采取的出路，是很有帮助的。

就像我与洛伊丝一再提到的，心理学是一门独特的学问。心理学，很可能是由我们这个以矫揉造作闻名的物种，能够想出来的最矫揉造作的活动了。而这将会需要一整套大量的个人行动，才能稍微接近去一点点放弃它。不论如何，这是一个很棒的问题。我真的很欣赏。

——对话摘自某次讨论

G. 身份与认同

对话 24：认同的压迫

治疗师*：我常常在想，一个人的社会位置会如何影响他们在社会治疗中的参与方式。说"社会位置"，我指的是一些将人过度决定的因素，如种族、族群、性倾向、性别等，这些组成了一个人的认同，或者对他们自己的感知，特别是发生在与其他人的关系中。在我催化引导的团体中，我发现社会位置往往会影响成员们的参与。因为，认同在我们的文化中是一个占据主导地位的结构概念，某些参照团体（reference group）会比其他的团体具有优势，某些团体成员则感觉疏远，感觉自己有被剥夺感，以至于无法像其他成员一样参与，所以，在社会治疗团体的脉络中，当这些议题出现时，我们应该如何面对与处理呢？

弗雷德：从某些方面来说，这差不多就是我们在社会治疗中所面对与处理的问题。我们当然不处理个别人的情绪问题，我们是在处理这些认同的结构概念，以及它们如何作用。像你所指出的，这些结构概念以某些方式社会性地运作，而赋予某些人以优势地位来凌驾于其他人之上。从心理上来说，这些结构概念的功能是将人们锁进了他们认同的位置里，这也往往使人很难有所成长。许多人，由于他们的认同，甚至不会进入治疗，这根本就不在他们的考虑之中。他们还没有准备好要接受与"治疗里"发生关系的公众印象。

将认同作为一个社会学的结构概念是会让人受伤的，而且，作为一个心理上的概念也是抑制人的。就这两方面来说，都是压迫性的。同时，在我们实务与理论的书里，我们经常讨论的，并不只是特定的认同，而是整个认同的概念，还有我们为什么需要，我们如何使用，以及我们长久以来，如何被强加一种以认同来理解自我的方式。这是我们要重新启动成长工作的基础。

在我们尝试要处理"以认同来理解自我"的其中一个方式，就是努力去做我们所称的"建造团体"。"建造团体"之所以在社会治疗中这么重要，在于这是用来瓦解个别化认同的方法。你不能只是用解构的方式来瓦解认同。因为，人们把它抓得太紧了。但是我们多年以来在实务上见证过，一起努力创造出一个社会建构，也就是团体，是一种方法，让人们得以检视、注意并且重新思考他们自己私有的认同所带来的孤立感，而且不只是在理性上的，还可以是付诸行动的，不管是什么样的认同。

不过，在一路上很多人会用不同的方式来抗拒这一点。他们不是想紧紧抓牢他们的认同所带来的优势——不意外地，但是就某程度来说是矛盾地——就是想抓紧他们所认同的受害者的位置。两种情况都常常发生，人们在社会光谱上的两端，都紧紧抓住他们的认同。我们都在文化上适应了要抓紧我们的认同，就像我们也适应了不断使自己神圣化的文化。社会治疗的路径，是试图解构自我感，并转而支持社会关系的概念。此概念并非来自某种抽象的意识形态，而是人们真实地参与并一起建构出些什么的过程，也就是团体。焦点就是"建造团体"。

很多人认为，处理社会问题的方式就是直接处理问题，作为建立社群的一部分。我们觉得这恰好是反过来的。我们认为，建立社群，并且在建立社群的过程中，处理社会差异与社会问题。我们所做的是要去创造社会环境，以作为瓦解个人化认同并还原复杂辩证关系的一部分。我们也发现，这对人们处理他们情绪问题的能力会有很大的改变。这样的出乎意料很令人着迷。我的经验是，人们在创造团体中参与越

多，他们对自己是什么样的个体也就了解越深。创造团体很
奇妙而有趣地提升了他们身为个体的自我认识。让我们无法
知道我们是谁的部分原因，是我们跟自己太靠近了，我们跟
自己太亲密了，以至于我们往往不知道自己是怎么一回事。
当我们参与去创造某个大于我们自己的东西的过程时，我们
实际上便开始可以看到我们是谁，以及我们是怎么一回事。
大概的架构就是这样，这正是社会治疗活动的核心，是一个
认同的重新糅合。

——对话摘自某次讨论

对话 25：是独特性，不是认同/类同

治疗师*：当治疗师与同性恋案主工作时，他们有特别的经验、关切
和观点，治疗师需要做哪些调整？

弗雷德：一般来说，我不用"特别的关切"来思考，我用"独特的关切"
来思考。我认为"特别的关切"引入了一个类别，把你与你的
案主阻隔起来。我想，有一些独特的事情会发生在同性恋、
女人、老人等的生命中，于是焦点必须要放在与你一起工作
的这群人的独特性上。我并不认为这仅仅是语义学上的区分，
也就是说，我认为这是对于人类是什么的不同概念。我反对
概约性地以某种认同/类同来描述人们的特点。对，我认为有
些人被以特别的方式压迫着，但是，当这变成将焦点从人的
独特性移开，而把人分门别类，我想这是不好的事。我觉得

这阻碍了对人的帮助，一般而言，我发现这是有伤害的，我会尝试避免。我认为焦点应该放在我们能够去留意人们的独特之处，而不是他们被放进的类别里。

治疗师*2： 那你认为，那种将焦点放在把相同类别的人聚在一起的方案，会妨碍人们得到帮助吗？

弗雷德： 我对于同质型的团体有某种成见。20世纪60年代这种思考方式曾被推崇，我那时候不喜欢，现在也不喜欢。我看不到这在理论上或实务上如何站得住脚，所以我往反方向去，我试着让我工作的团体尽可能地异质化。关于如何帮助有相同问题的人聚在一起，已经有很完整的文献在探讨，而我恰巧在思考，一个完全异质的团体，正是一群带着相同问题的人的集合！问题可能因为独特性而有不同样貌，不过，在我做治疗的30年里，我从没有过无法对人说："噢，我了解这个了，我懂。"我不认为我这样是不寻常的。你只是需要放开自己去聆听这个人在说什么。

——对话摘自某次讨论

对话26：文化与假设

治疗师*： 这是一个关于文化与认同的问题。在我作为一位医生以及社区组织者的工作中，我认识到许许多多不同的文化，以及这些文化如何影响行为。举例来说，我认识到贫穷的人如何受到伤害，以及这样的伤害如何在他们与我和其他人的关系中表现出来。因为我在不同人群之间学到很多，我发现我通常以一个文化团体成员的身份来与我一起工作的人产生联结，包括居民、病人等，而不是以他们是独特的人来联结。

昨天，团体中一位印度女性居民，她怀孕了，她希望我可以给她比团体中的其他成员少一点的作业。我觉得她的要求既苛刻又小心眼，因而感到恼怒，甚至想着："印度女人的抱怨很多，而且会在作业这种小事上过度反应等。考虑到文化上的性别歧视，这或许是她们可以为自己争取一点利益的方式。"我告诉她我会好好思考这个情形。我对她的背景性评估是准确的，但我觉得自己与她在文化上的联结经验，对于我俩都不具有发展性。

我的问题是：你如何与人们身上的独特样貌发生关系，同时也带着你对于他们不论在文化上、历史上与社会上先入为主的认识？在你回应人们时，你有任何对他们的假设吗？或者你是全然地基于你与他们的特定谈话中的内容来回应他们？

弗雷德：让我们从假设开始谈起。我有假设吗？我有数不清的假设。重点不是我们有没有假设，而是我们拿那些假设做什么。作为与一个人靠近的一部分，我们是否也愿意去公开那些假设？我们是否愿意将我们的假设，以及其他人的假设也包含进来，以及这些假设——我们的与他们的——如何阻挡了亲密与发展？

没有人可以免于假设的影响，但是我认为你可以对假设做些什么。在你的表述里，令人烦恼的并不是你有假设，而是你私下进行那个假设的过程。

我们必须学习如何用关怀的、充满爱的并且成全的方式说："这样的抗拒是哪里来的？是从你的文化背景来的吗？你是谁？你告诉我你是谁，而不是我把我的假设强加于你。关于这是从哪来的，我想要从你身上学到多一点。"

强加假设，替代了去学习到这个人是谁，也替代掉了使用那个过程以便撑出空间，来让你与另外一个人可以创造新的东西。你们必须一起创造出什么——这不是免于假设影响的，而是要免于强加假设。你们必须创造出一个脉络，一个关系，可以在其中发掘出更多你所是的样子。这是成为其他样貌的过程的一部分。

我们往往只通过回顾的方式，来了解某人是什么样子，包含我们自己。很多人认为，你必须知道自己是谁，才能搞清楚你要做什么。错了。你必须要做些什么，然后就去做，再搞清楚你是谁。我们都必须要去到某个地方，才能看见我们来自何方。"我们现在在哪里"这个问题，是没有意义的。到底谁知道我们现在在哪里？我们怎么可能知道我们现在在哪里？

小孩子不会去回顾童年，因为他们正活在童年里。我们也在活出成年，而且需要像小孩子一样"不断地在生成"

(constantly becoming)——为了要知道我们从哪里来。成年人有个幻象，认为我们多少可以搞清楚我们在哪里。没人知道我们在哪儿。你怎么知道？为什么你想知道？

治疗师 *：这包括分享你的假设吗？

弗雷德： 对。与另一个人一起工作，其中一部分就是创造出可以分享你的假设的环境："告诉我多一点关于你自己的事。告诉我多一点这是从哪里来的。我想要了解这个。我有一些假设，但是我并不想只把这些套在你身上。"在那个过程里，你在尝试和这个人一起创造出新的东西。我们必须要跳出界限去更了解我们是谁。传统教导我们的是要学习界限，而我不这么认为。我认为你应该打破界限，你必须要有创意才能了解你是谁。你必须成为你是谁，并不是为了要了解你是谁。

治疗师 *：拿出你的假设，不就是在说你在哪里吗？

弗雷德： 我不这样觉得，除非你在说的是："这些是我的假设，然后就这样。"如果你以使用这些假设来发展些什么的精神把你的假设拿出来，那么，当你把这些可以用来创造些什么的素材摊在前面时，你就不是单纯地在说你在哪里。是的，有些人确实会说："我就是这个样子，这些是我对你的假设——就这样，讲完了。"这会是令人烦恼的。至于你拿出对另一个人的假设，是出于要使用其作为素材来成为某个你所不是的样子，则是另外一回事了。

——对话摘自某次讨论

对话 27：他者的矛盾性

治疗师*：在你最近的工作坊"爱人与其他陌生人：关系中的矛盾"中，你谈论到，认同在位置上看起来和你极度不一样的人，你向他们伸出手，并且享受与他们一起创造时的挑战。你点出了即使我们感觉到自己与他者非常不一样，但我们就是他者。你并不是说"我们使他者完整"或"我们与他者在历史中是联结的"，这让我仔细思量良久。我想要知道，你为什么要使用这样的句子结构。即使是最亲近的朋友，或那些跟我一起在团队中努力的人，我绝对不会说"我是你"。可是，我不认为你在说"我们就是他者"时是在使用隐喻。我相信你做出这个声明，是真的这个意思。你可以针对这个多谈一点吗？这是一个认同的关系吗？这是在说自我与他者的不可分割性或连续性吗？这对于我们所了解的阶级、种族、国籍、社会性别等的关联是什么？

弗雷德：在我的表述里，我指的就是字面上的意思。我尽可能照字面的意思，因为我认为这就是会引起最大限度的矛盾性。对我来说，平实而直白是最令人好奇与迷人的。

　　让我们用问题与答案的方式来做一小块的解构。当我说"你是他者"，你认为"他者"是谁？如果有"我"（me）跟"他者"（other），那么我们所拥有的就是一个我们，既有"他者"（other-ness）也有"我"（me-ness）的世界。可是，没有人会是我们以外的他者。我们都是某人的他者。说我们是他者，并不是要对我与约翰，做出一个认同的主张。我们不是一样的人，没有人与任何人精确地相像，但是，我们都是他者。他者性，是我们持续不断发生的社会角色之一。

有人可能会说："这难道不就是语义吗？这难道不很琐碎吗？"我并不这么认为。有时候，我们太专注在自我上了，以至于我们会忘记不是只有我们身为我们（not only are we who we are），但是对于其他人来说，我们是他者。不时地通过领会到没有人是我们以外的他者，来体验自己的社会性是很重要的。

这个用意是什么？用意是要纳入"以我为中心"的宇宙的概念——一个有我们许多人在我们的文化中的图像。有"我"，然后还有谁在那里？"他者"。但那并不是这个世界。事实上，这不是我以及他者，而是，我们都交替地既是自我也是他者。这是一件需要理解的重要的事，因为这会改变我们如何与人联结。

对我来说，这就像从以地球为中心的宇宙，移动到哥白尼式①（Copernican）对宇宙的理解。这早在几百年前就发生了，但是，我们还没有从"以我为中心"的宇宙移开。"以我为中心"的宇宙，依然是主流，但我们并不是——心理学宇宙的中心。我不知道心理学宇宙是否有一个中心，但是我有信心，

---

① 哥白尼提出的日心说，也就是地球以太阳为中心运转，否定了当时教会的权威，也改变了人类对自然的看法。——译者注

那个中心不是我，而我也相当有信心那个中心也不是你。事实上，宇宙要有个中心，这样的概念一直以来是我们文化中重要的精神，而这个概念是需要被质疑的。用心理学的用语来说，也就是并没有普世的中心。我们必须要了解到这一点，才能完全打破这种抑制人对认同的概念，因为它大大地导致了我们情绪上的疏离。

——对话摘自某次讨论

6　社会治疗的团体历程

对话 28：开启新的社会治疗团体

治疗师*：一个全新的社会治疗团体如何开始？

弗雷德：团体一开始，我会说："听着，我想要大家一起做的是，共同创造一个能够用来帮助人对待情绪问题(但不必然)的环境，当然我会协助你们。"这就是开场。

治疗师*：成员有何反应？

弗雷德：通常，就是沉默。然后可能会有人问我一些问题："那，我要怎么做?"或"我有情绪问题，可以现在处理吗?"我会说："不是那样，我们将共同致力于创造某种环境，在这一个环境中，你和其他人可以得到帮助。也就是，这是一个治疗环境的创造过程，而不是治疗环境的使用过程。而且，每个治疗环境会依照成员的组合而有些许的不同。你们创造属于你们的治疗环境。我将协助各位创造它。这是我们的任务。这是我们

将要共同来完成的。我们要做的不是处理任何人的情绪问题，
除非这对达成我刚刚说明的团体任务有所帮助。"这就是起点。

—— 对话摘自某次讨论

对话 29：对团体说话

治疗师*1：我想多了解社会治疗团体如何运作。团体的运作方式与个
别治疗的运作方式不同吗？

弗雷德：谈论团体的特性，重要的是要先讨论其显而易见的部分。团
体会有许多声音在说话，有时个人也会，不过当个人这样做
时，我们会认为很奇怪。团体有许多眼睛。团体可以同时左
顾右盼，可以同时站着、坐着，可以离开房间去厕所或停留
在原地。一般而言，这是个人做不到的。团体可以同时从事
许多在个体身上看起来好像是对立的活动。

团体有团体的特性，个体有个体的特性，若用隐喻来区
别团体与个体，会是件蠢事，两者的区别可以也应该就字面
上的意义来看。

治疗师*2：似乎从质量上来看，团体的情绪生命与个体的情绪生命是
不同的。我想知道是否有差异，以及你怎么理解。

弗雷德：首先你会留意到，团体绝对没有个体那么有耐心，个体对自
己非常有耐心，会不断地讲话，而且会认为自己所说的每件
事都是很有趣的。团体就不是那样。事实上，团体没什么耐
心。就治疗来看，我认为这是好事。个体对自己太有耐心了。

虽然不同团体间会有不同，但一般而言，团体相较于个体更活泼多变。

弗洛伊德(Freud)认为这是团体最大的问题，他不喜欢团体。他觉得团体是世上最丑陋的东西。我不这么想，我反而认为个体比团体更有问题。个体对情绪性的情境(emotive situation)控制太强——连弗洛伊德都注意到这点——你必须花好几年才能停止阻抗。团体的美在于没有阻抗多年这件事，因为团体不会那样表现。团体更活泼多变。

治疗师*1：你是说团体较不阻抗改变？

弗雷德：我没这样说，但没错，我同意这种说法。我重申，团体与团体间，个体与个体间，都是有差异的，但是一般来说，因为更活泼多变，团体更能接受某些程度的转变。个体则是保守派。个体倾向于情绪上保守。

治疗师*3：在组织个体建造团体的过程中，你如何看待治疗师作为团体组织者的角色？人们被要求对治疗师更开放，跟随治疗师的领导来营造团体。你是否同意这是建造团体的主要方式？

弗雷德：除非他们正在建造团体，否则我不太会与团体协作。因为这是我们治疗的功能，也是治疗发生作用的方式。除了极少数例外，我会参与其中。这是我组织的方式。我尽量用各种方式让这个原则更明确。我不会阻止人们做他们想做的，我只会让他们知道，如果他们正在做的不是我们当下要做的，我不会参与进去。

治疗师*3：你如何和他人一起参与和建造团体？

弗雷德：我对团体发言。我互动的对象是团体，这是我与成员一起组织团体的方式。如果他们不是如此，那么我不会与他们进入对话。这是我组织团体最主要的方式。成员不习惯以团体身份互动，他们较习惯以个人身份互动，特别是碰到治疗中典型会触及的议题时。

　　我不需做什么特别的事，我也不需要使用什么神奇的技巧。我要做的就是坚持只与团体互动，借此，我创造一种有效的张力，因为团体成员想要以个体身份和我互动。我不会这样做，然后各种情况都可能因此出现。他们对我生气。他们对我产生好胜心。有时，他们只是忽视我。这都没关系。他们可能会忽视我很长的时间，因为他们想要彼此以个人身份交谈。

治疗师*4：你可能正在对团体的某人说话，但其实你是在跟团体说话，是吗？

弗雷德：你说我对某人说话，我的回应是我也在跟房间里的椅子说话。换言之，我是对所有的事物说——如果他们听得到我——当然包括团体中的个人。重点不是我对谁说。

治疗师*4：想到你所说的任何话语都是对着团体说，是个有用的区别①。

弗雷德：是啊，几乎没有例外。偶尔在某些情境下，我会跟个体说话，

---

　　①　有助于区别个体与团体。——译者注

我这样做时会很明显。

——对话摘自某次讨论

对话 30：看见团体

治疗师[*]：你在上一场座谈会中提到，你期待治疗师能有看见团体的能力，自那时起，我们持续努力地练习"看见团体"，而且在训练课程中多次讨论这个主题。上次会谈中您指出，我们倾向于看到个体而没看到团体，以及团体有团体的个性。身为一位协同治疗师，当我看着团体时，我可以看到什么呢？您指的是看团体的个性、态度以及团体如何运作？全部？还是都不是？这些是我需要在接受督导时提出来的吗？

弗雷德：针对这些问题的回答，我会说："我一点概念也没有。"这些年来，看见团体，对我来说越来越重要。我也越加深信，团体，或关系，或互动，是社会的关系组成，因此，在我看来，也是心理学的关键单位。我越做越好，尽管不知道能力怎么变好的。我就是实践它，我没有任何理论或实践上的突破，我花许多时间做团体治疗，然后就越做越好。

这是很重要的事，我们已被社会化地以个人的视角来看团体。我每次带团体都会提醒自己，因为我工作的大部分成员不只那样看，还坚持在团体中实践那种观看形式，所以在各式各样的团体过程中，对于要对哪个目标进行团体工作，团体成员与我之间也不断在对抗。我曾遇到过成员在团体中从头到尾都以个体的角度来看待团体，在团体即将结束时，他们问我对团体的看法，我说团体似乎没什么发展性，但是我觉得这没关系。是呀，人已被社会化为个体，不只在道德或法律意义上，也在感知上，我们不只看不到人的团体群聚，更看不到各种过程。我们在感知上倾向将团体群聚看成每个个体的集合(collections of individuals)。

——对话摘自某次讨论

对话 31：自由与参与

治疗师*1：在社会治疗中，我们会说"建造团体"①，我的问题是为何使用机械性、倾向物化，如"建造"这样的字眼，来形容这项非机械性的活动。

弗雷德：你可以用各种方式来解读"建造团体"的隐喻。当你把这个隐喻看作有机械性意味时，我可以想见你是怎么看的。但，我偏好这个词。我认为它是具有劳动的比喻。我喜欢这个词的具体感。我喜欢将偏向具体的比喻改造成质性譬喻。毕竟，"建造"这个词也不是那么的机械性。若不从功能性的角度来看，建造比它表面上看来，更有质性意义。

我谈的是工作团体，而非相互取暖或交友的团体。重点

---

① 在本书中，building group，意即团体是由每个团体成员共同协作并致力于团体的运作与走向的创造过程。本处 building 为忠于弗雷德阐述使用英文此词的物理性原理，因而翻译为"建造"。——译者注

不是让大家爱上彼此，而是让大家学习如何一同工作来创造些什么。这是我使用"建造"一词的缘由。可以建造游戏，也可以建造房子。建造房子不只是放几颗钉子的机械性步骤，而是个有质性作用在发生的过程。我非常倾向工作、建造这些隐喻。我认为这些隐喻很丰富，我不认为它们很机械，其实，我视他们为产生新定性及使用新定性的持续过程。使用建造来比喻，对我而言是再自然不过的事了。

以我对待女儿为例，我会做的就是尽可能地不批评、不否定、不指责。大部分时候，我是可以做到的。我知道女儿有权做她想做的事，不过如果她先前就同意要共同完成某事时，那么她就需要参与。我用同样的方式与大家工作。我绝对尊重他人不需做他不想做的事，在这点上我是自由主义者。但，如果他同意要做，那么他就必须认知到他现在是在团体中，而且他必须参与团体。团体中的人可以做他们想做的事，这一点都不是问题，团体甚至可以决定不使用我来进行团体，我对此也没有意见。不过，一旦他们要我参加，那我将会要求团体成员参与其中。这是我对团体的基本立场。

我是个自由主义者，我认为个体有权利，团体也有权利，去做他们选择要做的事。我不赞成规训团体，我偏好大家同意，如果决定与团体一起做某件事，那就是我们应该做的事。我对此深信不疑。如果我们没有做出那样的决定，那么大家想做什么就去做什么。这样的立场似乎相当激进，甚至有些狂热，但我不喜欢采取渐进的方式组织。作为一名组织者，我不是渐进主义派，我强烈地认为："若你想和这群人一起做某件事，那你就该做下去。若你不想，那就别做。"这两者间是没有什么发展空间的。事实上，这两者间的空间——所谓好的、折中方案——我认为是没有发展性的。

跟随维果茨基的脚步，我认为最近发展区有用，但半个最近发展区就没有用处。"两方各让一步"剥夺了双方个性化的自由式成长，也剥夺了作为团体共同工作所学到的事物。我相信团体必须自愿地以此方式来自我要求。我看不到太多可妥协的空间。妥协只是把团体当作个体对待，如果你想这么做，为何不和个体工作？对我而言，这不是道德立场，从建构主义者的角度来看，我看不到它的意义。用白话来说，我认为大家会从学习如何共同工作的过程中得到许多。也许有人会以侵害个人自由的理由抵抗这件事，而我不认为这侵害了个人自由。在你进入团体安排之前，你可决定是否参与，这是个人自由。若你决定参加，就没有不参与团体事的自由，我不会支持你参加了却不工作。我不知道这是否为极端主义，或你听起来很极端，但这就是我的做法。

我在工作中遵循此原则，而且非常有效。我认为我带的团体与我工作时，会感受到他们拥有极大的自由。相较于大部分的治疗师，我较少逼迫大家，但是对于与团体成员一起进行的工作，我非常严格。这是大家协议好的活动，我可以接受有些在传统认知上没有"做很多"的人。

　　有时人们会问，我为何不让个别成员多做一点？我的回应是，在场，就是一种他们正在参与的表现，即使他们并未做出其他成员认为，甚至是我认为他们应该做的事，我会尊重且重视他们。我对不说话的人不会有反应，有些治疗师会试图要不说话的人说话。一般来说，我不会这样做，而有些人会觉得我不够友善。但，我认为不管有没有说话，大家都参与在团体中。我不会假设他们没参与。我如何知道他们参与其中？因为他们就在那里。他们进入了团体，但要怎么参与才恰当？这不是由我来说，我能做的事是协助团体。然而，我不站在要求大家参与的位置，我不认为那是我的作用。

治疗师 * 2：你有没有想过，对你不满的人，是因为不能忍受沉默？

弗雷德：我想他们对于大家应该是什么样子有自己理想式的看法，我们大部分人都会如此。我只是认为身为发展学家，不适合用强迫的方式。有些一起工作多年却几乎都没说过话的人告诉我——而且我真相信他们的话——这是他们人生中最具发展性的经验。还有另一群人，总是讲个不停，但有人可能会质疑这对他们到底有多少帮助。治疗是个质性的改变经验，各式各样的事正在发生，很难把它总结为某种行为模式。

　　再者，从我的观点来看，团体的创造与发展是最具发展性的活动，所以，如果团体有进展，大家都受益。有时，某个人相对主动积极地协助团体发展，但我想团体内的每个人都在受益与成长。不宜将它总结为某种平等参与的民主概念，甚至归纳为某几种参与方式。团体在这方面会经历各式各样的变化。

我曾带过某个成功的团体治疗，整整花了一年半时间，在团体里只对一个人工作，一周接着一周。对这一个人工作，让团体有极大的成长，而且团体也意识到他们正在成长。当然，一开始会有一些抗拒的声音出现，部分成员会说："为何我们总是在讨论这些？"我会回答："谈论任何你想谈的。"而这就是团体决定要谈论的，一周接着一周地谈。

我通常会对团体说，他们可谈论任何事，只要以团体方式来谈。有些人会以为我在开玩笑。偶尔他们会测试我。相较于正经八百的主题，我通常比较喜欢大家搞笑时想到的主题。其实谈论什么不重要，那不是重点，重点是如何谈。

——对话摘自某次讨论

对话 32：创造共享的经验

治疗师[*]：上个月，谈到通过使用愚蠢、荒谬、不寻常的问题建造团体，关于这部分能否多说一些？以及，你可否谈谈如何问问题可让团体建造成为"优于个别化"的团体？

弗雷德：社会治疗一直在处理的是，团体在做什么。具体而言，这表示，我们必须辨别，团体如何回应人们带入团体的属于个人的东西。你可能会问："不是大家带着某个问题进来，然后我们一起来处理它吗?"不是这样,他们带进了所有身上承载的东西——他们的过去、希望与脑中的想法等,我们需以实践者身份来看团体如何回应这所有的东西。若团体只是试图解决某人的问题,那是在抵抗以团体角度回应正在发生的事。团体必须共同做些什么,好让我们知道团体在做什么。只要团体围绕在谈各自的东西,如最近过得如何啊、亲朋好友如何啊,他们和谁有相同的困扰……那么团体就是在回避对当下所发生的事给予回应。房间中正在发生的活动是共享的,那是因为情境使然。你可以认同某人所说的,但不能和他与共。能共享的活动,来自实际上大家当场所共同体验的,而有时大家不想那么做,他们是有此特权的。

在社会治疗中,我们关注的是团体进行什么,而了解的方式是去看团体是否正在一起做某件事。进行什么不重要,用哪些题材开始也不重要,对这些题材的集体反应才是社会治疗处理的主题。这时你才开始有意义地创造、集体发展及成长。大家有种想法是,有些人擅长提供好的题材。我想,如果大家仔细研究某个社会治疗团体的实际历程,将会很奇特地发现,总是那些看起来不擅长治疗的人决定了团体对什么有反应,因为那些人通常会说些可笑的事。接着,"喔,天啊",这样的反应会成为团体的话题。所以,说些听起来很蠢的事的人,在这方面是对团体有帮助的。但是,当有人排斥这些,只为了证明自己较聪明时,我们的麻烦就来了。接着,会有人坐在那发表个人高见，其他人用奇怪的表情来评断这意见有多糟，而这可以持续一整晚。

社会治疗团体始于团体中有人放胆说出某些话的愚蠢现象而引发的骚动。顺道一提，如约翰·肖特（John Shotter）指出的，你可以发现，以人类学的角度来说，语言作为一种社会活动就是这样开始的。语言的起始，不是因为人是乔姆斯基语法规则①的理性机器。不，一切是从混乱开始的。接着团体以集体之姿共同付出努力整理这样的混乱。社会治疗复制着我说的生活的人类学真相（anthropological fact of life）。

这可从孩子身上证实。你不会拿语法书给他，要求他照着书跟你说话。你若真这样做，没人学得会说话。一开始都是一团混乱，孩子发出奇怪的声音，大人用更奇怪的声音来回应。语言的学习不是一开始就要说得非常完整，如果这样，没人学得会。

所以，这就是为何这些"蠢"问题有极大的价值。它们引发回应，进而创造共享的经验，我们就可以从这里开始。绝对不是由人们带来的所谓要紧的话题来展开工作的。

——对话摘自某次讨论

---

① 乔姆斯基是美国语言学家，他提出了著名的转换—生成语法，认为语言是某种天赋。儿童天生就具有一种学习语言的能力，就是将"有限的词汇和语法规则"转换成"无限句子"的能力。乔姆斯基认为语言机能，可以看作人脑的一个特殊器官，每个人都一样，只是后天影响会导致差异。——译者注

对话 33：把某人带进团体

弗雷德：（回应某治疗师描述的团体困境）若你确信你与某人正处在某种危险或害怕的情境下，那么你不能给他做治疗。而且，你得告诉他，你不能和他一起工作。我不知道你是否准备好那么做，但你若怕他，你是帮不了他的。

治疗师 1：在他治疗的早期，我就带他进团体，那时，还很好。一开始，是可以一起做治疗的，之后，他就变得越来越有敌意。

弗雷德：团体治疗的目的是帮助人成长、成熟，且能在接近"真实世界"的情境下，处理他们的情绪问题。因此，你这种二分法很奇怪，你所说的每件事均涉及你和他的关系，及他和你的关系，却忽略去创造机会领他进到这可以继续与他工作的场合，去创造一个对他、对你、对其他人的关系起发展性作用的团体。你谈这件事的语气，将团体治疗讲得像个人治疗。"我可以和他一起做""一开始，我会怕他，现在不会了"，听起来充满了自我中心的味道。至少，最低限度，你怎么不问自己为何那么早带他进入团体？

治疗师 1：我以为我说过了。我认为他进入团体的时候，与团体的关系是不错的。

弗雷德：这就是我不理解的地方。在你描述团体某位女性成员对他的回应，以及你说他在团体中是不错的，这两者并不一致啊。你说的不错是指什么？我想你是指你和他的关系不错，但这样怎么会算不错呢？

治疗师 1：我了解你说的。我认为我之前的理解是，团体早期进行得很好，且没有问题。

弗雷德：如果你提到的女性成员在与这人的关系上会焦躁不安，怎么会没有问题呢？这是怎么发生的？我的意思是，现场一定有问题，不然这女人就不会如此焦躁不安了。

治疗师 1：我不知道。

弗雷德：我甚至不知道你说你不知道是什么意思，因为根据我们的讨论，我以为你会说你知道，我们已找到症结了。

治疗师 1：症结是，我与他往个体关系去发展了。

弗雷德：是啊，你已经可以处理和这个人的关系，但你没帮助团体中的这位女性去处理这个人和团体的关系，你用你和他的关系来取代团体和他的关系。所以，如果是这样，一段时间内可能看起来都没事，但最终不会如此。因为有了这个结果，在你仔细回顾后，你可能会说："嗯，也许在带他进团体之前，我和他尚未做足功课。"

带人进团体时，必须做好的准备是，此人现在是在团体中，而你必须继续做团体治疗师该做的。在决定某人是否进入团体时，要考虑的重点是，这件事对团体的影响，而不是对此人的影响。我认为这是相当困难的问题，带人进团体要考虑的不是你或团体能否应付新人，而是团体能否与新人一起成长。对团体而言是否是正向的。这得是你的焦点和关切。

治疗师 1：团体如何从这个人身上得到成长，能否多说一些你的想法。

弗雷德：评估谁在团体中，这个个体是谁，以及你可以教他些什么。
我想这没有公式，但你就得做出这种判断。

治疗师 3：显而易见地，进行团体时，有上万种方式让你滑进个人治
疗模式与关系中。就从我们怎么思考带人进团体来琢磨——
团体会因此而成长吗？如何成长？我带这个人进来能帮团体
成长吗？

——对话摘自一场督导会

对话 34：倾听

治疗师*1：我想问如何面对不开口说话的团体成员。即使我有与庞大
社群(非治疗性质)一起工作的经验，我知道一些不说话的人
是很好的工作者，但我有个偏见是，若团体成员不说话，那
么他们并未打算一起来建造团体，因为建造团体的媒介是
说话。

弗雷德：不是，建造团体的媒介是倾听。倾听是人们走到一起形成一
个集体并发展更亲密的能力。就语言而言，我想主要是来自
倾听彼此的能力，而非来自个体说什么的能力。倾听是极为
亲密的活动，而说话并不是。发出声响的能力仅将我们的亲
密度推到中等。

治疗师*1：不是每个不说话的人，都在倾听。

弗雷德：你现在提出的是不同的议题。如果你是要跟我说，当成员进

入团体，塞住耳朵，躲在椅子下，我会不会试着做什么，会呀，我会有些回应。但，若因为他们没说话，就推论他们没有倾听，是不太公平的。他们可能没有，但这是另一件事。我认为当人们正在要求"你一定要说、你一定要说"，其实真正要说的是"你一定要像我一样、你一定要像我一样"，很罕见的是，他们甚至会询问大家是否在听。我想他们是在倾听的。我发现部分不说话的人，是很好的倾听者，而且他们的倾听对团体是有贡献的。这是很好的贡献。

治疗师* 2：你说过，团体说什么不重要。如果团体尽是闲扯而没谈任何事，那这个团体有什么可被倾听？

弗雷德：就听闲扯。小孩子整天做这些事，结果他们越来越亲密。认为要听到确切的东西才算倾听，是偏见。倾听是听觉活动，就是你正在做的。我们听语调、听声音、听他人。要听出些什么的想法是成人的偏见。你认为倾听是要坐在那，去理解其中的意义。这可能是某种会发生的倾听，但有许多的倾听是认真地回应他人发出的声响与语调。也许我们人类是唯一能说话的物种，我们不是唯一能倾听的物种，有许多物种都是能倾听的。

——对话摘自某次讨论

对话 35：贡献

学　生：能否帮我了解如何在团体中进行贡献，特别是当你觉得没什么好分享时，如何改变你的感觉？我发现，尤其在他人鼓励我为团体贡献时，我会对他们生气，然后，他们回应我生气的方式就是不断地鼓励我。我开始思索，我如何克服这种心理障碍。

弗雷德：当有人说"我没什么好贡献"时，一般人通常会回应"你可以的"，而且他们是认真的。我会说："你正在贡献，但是并未从中得到满足，你并未自觉到，是你在创造与决定你的贡献。"成长这东西包含你说的："假设我是在贡献，我想更清楚知道我是如何分享促成的。"我们聚在一起，用我们想要的和我们选择的方式来创造一种在意识层面与集体努力之外的贡献。我们能贡献的是去促成和创造任何我们想要的，这不是由知道（knowing）与权威来决定的，人们一般是不太能理解的。在某些方面，知道了某些知识是好的，但知道并非能创造性地成长或发展。

我不知道如何单纯地去克服愤怒的答案。基本上这并非是单纯地去克服愤怒，而是必须增添个人的生命理解。我们无法借着攻击某事来克服它，而是必须创造更大的生命图像、更大的故事来放置它，这是我帮助人们成长的概念。他们会问："你在帮我摆脱愤怒吗？"我说："不是的，不过如果我们可以创造性地增添你的生命理解，那么，你的经验将会有不同的安置。若你改变了自身对生命的整体看法与记忆，你将更能包容那些经验。"

——对话摘自一次研讨会

对话 36：团体的理解

治疗师 *：相对于知道，理解又是什么？

弗雷德：大家通常会说，"因为我知道事情的真相，所以我理解"，但没说出是用哪种方式理解的。通常，我和洛伊丝认为理解比知道的范畴更广，因为知道更接近真相。如果说，人们不需要知道真相也能理解，似乎也是合理的。理解可以是一种实践、一个活动、一种同意。理解可以是，即使没有知识性的真相，我们依然能够往前移动的意义。

    16 世纪起，知道被视为与真实有关："我知道它，因为它是真的。它是真的，因为世界的真实就是如此。"科学范式已主导知识领域好几个世纪了。当团体中的大家同意我们当晚决定要做什么时，团体当下就有了共识。我不认为，我们需要诉诸事实。我领悟到，当团体成为争论的空间时，就会有人提出要诉诸事实，不再是理解与共识，于是一位在这边说："我知道什么是对的。"另一位在那边说："我知道什么是对的，而且它不该是那样。"至少，我是这样看。

治疗师 *：在团体朝向共识或是分化时，成员自己通常都会意识到吗？

弗雷德：我不用自我意识来说，因为那样太过于放大自我，不过他们可能会有团体意识。在团体里，会有一种感觉、一种态度和一种方法，似乎是一种激发的力量，至少对我而言，就像我们正朝向相同方向且用相同方式前进。借用维特根斯坦举的例子，想象二人或三人或四人走在一条路上，他们可能做了些什么让外人觉得他们是各走各的，可能是某人走开又走回来，但他们依然是一起走在一条路上。

在我看来，没有一种共同决定了的程序来判断我们是否建立了绝对共识。换言之，以实践目的来看，当你走在路上，若有人停下来，走往另一方向或跳进一辆车子离开了，大家可能会实际做些事情，让团体了解，团体正在发生有人离开团体这件事。确定是这样吗？不一定，但能否让我们达到在团体中，彼此理解的程度？通常可以。有时没办法做到，有时，我环视整个空间，看着26位不同的人，似乎用不同的方式，往不同的地方前进，这就是生活。你也在里面。我希望用非强迫的方式来建议，如果我们今晚想要一起做些事，那我们需要考虑要做什么。也许我们并不想一起做些什么，毕竟，今晚做不做社会治疗是团体的权利。他们有权利，因为这是他们的团体。不过，至少我会试着提议，也许他们可以考虑他们要往哪走，以及如何走到他们想去的地方。有时，我的提议会发生作用，有时不会。

以我的观点，没有所谓一种程序可以来决定我们何时达到理解，即使没程序，我们一样必须继续往前。我写过一篇名为"不可判定的情绪"（Undecideable Emotions）的文章。我认为情绪和数学在方法上一样是不可判定的。我想我可以说——我不知道，是否你能够用证明数学的方式来证明，但，这不是数学，这是心理学——我们不能提出决定的程序，来正确地定义团体的情绪(或个体的，但我不太关注这个)。它永远是开放与不可判定的。但，我们往前，我们用数学的方式往前，除了不可判定的事实。我们用许多理解往前，除了不可判定的事实。对我来说，情绪通常是不可判定的，就像我们在生活中的前进。团体中有些人会坚持寻求决定的程序。他们想要知道正确的答案，而且他们有权想知道。这方面，我无法协助他们，因为我不认为程序是可以被辨识出来的。

治疗师*：当我看团体时，我要看什么？

弗雷德：看他们决定做什么，看他们如何决定，怎么尝试着去做。然后，持续留意。这些问题会重复不断出现。例如，这些人今晚准备要做什么？他们要如何达到目的？每位治疗师都会问，但多久说一次则有差异。某些人会整场说，我自己大概 20 分钟说一次，然后我有强迫性需求去说，"你究竟在做什么"，一些治疗师每 2 分钟说一次，另外一些人不会这样做。

你经常会这样关注，什么是团体(非个人)努力去做的，以及他们怎么做。如果他们有共识需要你的帮忙，这就是你在场要帮他们的。通常他们没有能力做到，因为这是正常人类存在的团体，习惯以个体方式来决定，我们也是。他们会以个人为主来想他们要做什么，但他们会发现自己身处的空间其实是团体，这会一次又一次地冲击到他们。这是身为治疗师的你要注意的，这是你绝不能忽略的团体的重点。

　　我们是否关注个体？当然，在他们遇到急迫的事件时，我会停止进行社会治疗，协助身陷极端痛苦的人。我不常这样做。在团体开始进行后不久，大家也不太会要求去处理个人，因为这不是我们在此治疗中要进行的。在团体中任何事件都有可能发生，而且我觉得需要回应。有时我会回应个人，然后大家会以为我正在放弃社会治疗的立场，但我不是。我有时回应个人，是因为我认为这是帮助团体达成共识的途径。

——对话摘自某次讨论

对话 37：舍弃了团体

治疗师*：身为一个被督导者，我的技巧是不纯熟的，因此有督导在场时，我没办法好好带团体。身为督导的你，会如何创造一个有益的、发展性的督导情境？虽然你不曾个别督导我，能否建议我可以做什么？当你遇到一位生涩的被督导者时，你会要求他们做些什么不同的事？

弗雷德：一般我的建议就是，如何让自己也成为一个好的被督导者。诚实地面对并准备好接受自己的无知。诚实地说你能做的，不要怕别人的回应。我认为，我们比自己以为的更有能耐去面对自己，这是第二重要的事。最重要的事则是找一位好督导。

治疗师*：当你在做督导时，你会看什么？

弗雷德： 我什么都看，不过我会留意团体，若出现强烈倾向团体中的个人的现象，那会是团体的损失。治疗师们提出的主要议题在于，他们被诱使去帮助个人，而忽视去对待整个团体。这是我试图去教的，因为我认为这是团体社会治疗的核心议题，而把焦点对准个人是最强的诱惑。你不能屈服于它，你必须学习如何不屈服于它，要自我提醒是团体付的费用，是团体雇佣我的，我是为团体工作的。当然，会有个体过来说："你能帮我走出困境吗？"我会说："我不能，我不能超过帮助团体的范围来帮你，而且，团体的发展就是帮助你的媒介。这是对社会治疗的理解。"

　　督导过程大部分就像这样子。我协助治疗师去看见，他们为何舍弃了团体。"嗯，这人似乎遇到极大的困难。"困难越大，你越不能舍弃团体。我并非在吹毛求疵，我们均处在现代心理学的情境中，我会经由帮助团体，来回应处在困境中的个人。过去超过30年的经验告诉我，这是帮助个人成长最有效的方式。人们因为身为团体的一分子而成长。他们不是独自成长。

——对话摘自某次讨论

7 发展社会治疗性的关系

对话 38：建造团体就是回应个体

治疗师 1：弗雷德，关于这星期你在某个团体中做的推进，我想多了解一点，也就是和那位常觉得自己很失败的 M 先生。他说他早上一起床，便猜想自己做的每件事"这不够好""我会失败"诸如此类的。那一次，你邀请他跟你一起在团体里工作，并帮助你。他说他不确定要如何帮助团体，你回答："我帮助团体——你帮助我"。后来有人讲，如此一来，可能会让 M 先生觉得自己像个笨蛋，不够聪明。这呼应之前你曾谈到，人们(尤其是男人)在团体中会抗拒成为一个"笨蛋"，抗拒用自己认为感觉起来不够男人的方式，向他们所爱的人付出。

很多年来，我在这个部分效仿你，去组织人们和我一起工作，来建立团体。接着，你团体中的带领者们，会以这种特定的方式，对你提供支持。我知道，这是你如何建造团体的重要核心，我想，自己虽然是在理解而追随的层次上，不过对于像那次的推进，你当时在思考什么，我想知道更多。

弗雷德：对于你将那次视为一种由上而下发生的推进，我感到惊讶。你谈到，好像我是在推进，来说明什么是社会治疗。不过，我反而认为这是自下而上发生的。这个和 M 特别的推进，是因为他说不知道如何与我靠近，所以，我对他工作的方向是，试图回应他的那个问题。我想，这是重要的，因为，我并不是在进行你对我分析的那样。一般而言，我不记得自己曾经在治疗中，说出任何关于何谓理想化的社会治疗，即使你以"推进"来描述，也不禁使我寒毛直竖。我不在治疗中"做推进"。推进，假设了一种本于什么是社会治疗的看法。你所见的，在这个时候，它或许是精确的描述，但是对我而言，它全然不是我做的。因此，对于为什么你会有如此感受，我感到有趣，因为，这和我的主观经验完全不同。

治疗师 2：所以，这是个推进，便于让 M 更靠近你并且也帮上团体。

弗雷德：是的，我认为，M 所做的对团体来说会是好的，不过，我并没有请他要以对团体好为出发点，来为团体做什么，而你为什么会这样看呢？我想，这个探索是有趣的。在我对自己在做什么的主观经验，和你所描述之间，有着不寻常的落差。

治疗师 1：我确实是在团体后开始思考，并想在督导时向你发问。我想，我几乎是立即制造了距离。即使我现在问你这个问题，当 M 先生说他想更靠近你的时候，我也并没有想到你与 M

的相互影响。当时正在发生什么？这是重要的。而且，我和
M 先生已经一起工作了好一段时间，我和他是靠近的。对于
他与你的关系，我所知甚多，而且你如何与他谈话，对他
来说有非常重要的意义。但是，我进入了"噢，我有看过
弗雷德做过这样的推进"的模式，然后我开始把这个视为
一种"推进"。

治疗师 3：（团体里被讨论的成员）弗雷德，相对于 M 对失败的害怕，
你对 M 提出的情感药方是，他对失败的恐惧恰好导致了他的
失败。然后，这可以成为团体讨论的话题，成为整个团体运
作的主轴。接下来几个星期的数次讨论，从 M 个人议题离开
了，而转为一个团体的"话题"。我不确定但我可以知道，不
久之后你们也许会不记得这话题是从哪里开始的。有时候，
我想知道，团体是不是生成太多与弗雷德特意与某人说的话
相去甚远的内容。这些的确创造了相当具有生产性的讨论，
因为讨论中，你总是可以在某个层次上和某件事情有关联。
不过，有时我也困惑，话题是不是已失去了特殊性，且偏离
了它在团体中发生的历史性根源。

治疗师 1：在我看来，弗雷德想要指出的是，那并不是他在做的方向。你
可以用那样的方式去理解，但并不是正在发生的事。

弗雷德：让我们试着摆脱模糊的理论化来讨论。你说你靠近某人，或
者正在靠近着某人。你可能会对这个人说些什么，他人可能
因此察觉到你的做法，而这可以增进你与某人的关系。但是，

当你说你这样做纯粹为了增进关系，这可是一点也说不通的。的确，如果是基于这个原因而这么做，那你可能是不真诚的，然后，可能也不管用。

我要在这里说的是，这是个非常原始的动力，它是人类世界中矛盾的一部分。即使你正详细描述着一件特别的事，你仍然可以发觉到，它会被概括到其他事物。当然，你必须小心谨慎，不将这两者混淆，而这就是为什么我发现其中的奥妙。我发现这是非常有趣的，因为我想——而且我可能是错的——我在治疗中努力工作，说出我心里想要说的，为的是跟这个人建立关系或者其他任何理由。可以确定的是，这些会成为关注的主题，而非关注于我在做的事。虽然，我是谁也许会强化这个主题的发生，但这其实是出自人类的语言和人类的论述。

治疗师 1：是的。

弗雷德：任何两个人之间的特定陈述，都能够被概括化推论。有时，我们是有意识地这样做。但是，我们努力不失去我们的真诚，通过转化我们每个互动时刻的特殊性动机，面对潜在概括化的结果。你不会那么典型地说："老天，我真喜欢你的头发，这赞美真是有益于我们的关系。"除非你是伍迪·艾伦（Woody Allen），这是伍迪·艾伦标准的笑话。但是，我们大部分的人并不会这样，因为这样反而会破坏我们要说的每一句真话。当他这样做，我们会说那是神经质的，是好笑的。我想，我特别努力地要做出类似这种特别亲密的谈话。而你正观察着，并视对话中辩证的另一端为主导。我认为这奇妙之处在于你的观点。在某些方面，我并不讶异，因为这是你诸多观看角度产生的看法的一部分。观看，就是你对事物的反应。

治疗师 1： 我观看着你，并辨识着你在做什么。

弗雷德： 这是将之标识为可类化的形式。就好像我说："你今天感觉如何?"然后你回应："没有啥聪明的事情可说。"大概就是这样的例子，可是你通常不会把它们放在一块来讲，除非你想制造有趣的效果。

或许你想的是，因为我如此执着于建造团体，我违反了团体中特殊的存在。但我不是。人们必须掌握社会治疗中的荒谬之处，团体的创造力是最根本的，但并非每个人都可以借此之名做任何事。我认为，人们不是十分理解这个意义，但这是社会治疗最能发挥的作用，就是如何"复制生命模式"。我想生命的荒谬是：似乎你生产了许多，但是，很大一部分，你并没有真正产生出所谓的结果。这不是在说你没有意识到可能或应该，或将会产生这些后果，但追根究底这都不是做这些事的理由。

治疗师 3： 你在说的是，你一点也不"结果导向"，建造团体不只是个不好的结果，而是一场活动，是一个持续进行的过程，不是看结果，这就是重点。

弗雷德： 最佳的理解是，我们对生命的看法，要将我们所做的过程与被认同的结果分开来看。虽然，结果是被公认的那样，甚至我们可以知道就是那样，不过，从发展的角度来看，这样做并不健康，因为这是去人性化与异化的结果，对人际关系的联结没有帮助。

治疗师 3：在团体的某个时刻，你对 W（另一位团体成员）说，他这几周下来，已经做得很出色，接下来可以更聚焦于发展团体的活动。那不是一个帮助 W 或以建造团体为目标的推进？那只是一个推进？我不知道如何说明这是什么，不过，都不是之前说的那些。

弗雷德：是的，我们需要一个方法来确切地阐述它，而非是为了成就什么而做的推进。这是对 W 在团体中扮演的角色的回应，基于他存在于团体的回应，我想给他某些回应，我对他有个情感性的联结。我是否知道这样会发生某种正面后果吗？对他或者对我们？是的。但这不是"我为什么这么做"的答案，我不做这样的事，我也不相信这个。

治疗师 3：我想，当一个讨论引发了很多人的认同并进而投入发展这样的讨论，那么团体便产生了主题。而我常常是带着目的在看待，认为某种程度上那是你想要看到的。很明显地，你告诉我这并不是真的。但我就是这样认为的。

弗雷德：你说到了一个有趣的部分，也是我看到与听见的。我知道自己确实通过工作认为团体出现了主题，你谈的这个现象，是发生在每个人所做的每件事情上。我认为，这是互动中不断在发生，且时时发生着的，但是它快得让人难以留意到。我想，这其中部分是来自人类互动里可以被理解的不真实的感觉。

我们和某个人的互动，源自付出的、感受亲密的，以及能够更靠近的存在需要。但是，对说者和听者而言，互动若只是为了达到某种被认可的结果，这就替代了——几乎是立即而没意识到——为了存在而互动的需求的结合。这个时候，失去的是你们彼此之间的某种特殊性和亲密性。我们来看看和孩子一起时，孩子说了某些话，成年人会说："这不是很可爱吗?"似乎因为是孩子说的所以才可爱。

治疗师1：噢，当炫耀停止了。

弗雷德：这是经常操作的典型表现，令人痛苦。

治疗师1：是的，我想，社会治疗真正吸引我的，正是你不会像我说的那样去做。在我的治疗和训练工作中，我已经有了很多的进展，但是我想，无法处理好这样的人类荒谬性一直是我的情绪障碍。

弗雷德：我想，社会治疗必须以一种艺术的形式在教导，而不是科学的。艺术是可以被传授的，人们经常到艺术学校，学习着如何成为艺术家，我认为，社会治疗是援用艺术的形式。

治疗师1：我试着对以科学形式或艺术形式来教导社会治疗的区别而努力。某个方面来说，这也是我的提问所在，我很高兴我揭露了它。

治疗师4：以"建造团体"的方式和人们谈话，并非我擅长的。所以，我试着模仿你，以及其他知道如何做得更好的人。于是，有时候，会变成你所说的那样，把事情做成了"推进"的样子。我也同意你说的，我知道你用那样的方式在做——你在用这种存在的特殊方式来回应，不是"为了"要建造团体。我相信你，但是，对我来说，就建造团体而言，以独特的方式回应，是比较好的。

治疗师1：你在说的是，你需要科学化地学习这个部分，而不是以艺术的形式？

治疗师4：也许。

弗雷德：学习艺术的奇妙之处是学习如何成为更好的艺术家。你必须要学习无止境的技术，但是，你是为了存在，不是为了模仿。事实上，如果只是成为你在模仿的那个人，那就是失败。但就科学而言，则正好相反，科学要求以相同的标准进行。所以，当你说模仿我，所有都转向"模仿"的字义。我想，你学社会治疗的艺术所需要的是，尽可能以正确的方式，内化我所做的，以便发展出再也不是我的方式去做治疗。这是学习艺术形式的奇特之处。

——对话摘自一次督导会

对话39：与故事发生关联

治疗师1：（提到之前的督导中，团体与一位至今仍承受孩童期虐待创伤的女人的协作）在弗雷德与 A 的工作中，很有帮助的是，我看到人们陈述的故事，不需要只是作为和过去联结的参照。关键是故事在团体中如何被呈现。这帮助我了解到，在创造性、艺术性的活动里，你并不真实理解那些事物的本质，直到你创造了它。因此，在 A 的例子中，你还不会认识到虐待（abuse）是什么，直到你创造它并且持续这么做的时候。人们病理学的根源，是没有能力在事件与情境发生的同时，抽离并积极地创造与重组生命事件。因此，在团体里，我们持续地帮助人们可以这么做，创造出团体，创造出新的历史。

　　我回去翻弗雷德和洛伊丝写的《超越叙事到展演的对话方法的实践》（*Beyond Narrative to Performed Conversation*），其中谈到叙事治疗师的困惑——他们坚持着人们需要用故事来了解生命，并因此形成生命和故事之间的二元论。对我们来说，重要之处在于让我们有能力持续去发展故事，而不是使用故事来认识些什么。我想，许多叙事者对于 A 的回应，是将她所说的故事，视为生命经验，帮助她再诠释，以发展出——励志的故事——将她的故事"重作"为更正向的故事。这与使用故事来帮助创造团体，是有所区别的。

　　放回现在这个团体，我想与大家一起讨论的，是来自于 B 提出的一个令她焦急的议题。B 之前在与 A 工作的团体过程中，她感到沮丧。接着，她讲出一段自己的故事，每当伴侣碰触她，想与她发生性关系，但她并不想的时候，她会抓狂，因为这让她想起，幼时曾遭受到性侵害。其他人尝试在团体中给她回应。当时有位成员，变得防御且不悦，他反对被性侵就代表着你"受伤"的逻辑，好像就此决定了你整个人生，并且因此定义了人们——困在一个角色里。然后，团体对于人们的故事如何将人困在角色的议题，有了持续的探讨。人们开始彼此辩论，而且没有对弗雷德进行太多提问。这是团体对这个故事带来的议题进行了真正的奋战。

B则变得越来越安静，似乎从团体中退缩出去。一度，她感到非常沮丧，认为整个对话让她感觉自己像个外来者，仿佛完全地被当时所发生的事隔绝在外，她对团体生气并抗拒。在那时，弗雷德认为，这例子反映出她不想去做团体其他人想做的事。接着，弗雷德联结到当她的伴侣想要与她做点什么，她不想时便会抓狂的例子。于是，当团体想要她融入对话并参与，她并不想，然后她便"抓狂"，说"我办不到""我是个外来者"等。

我那时想，这正是弗雷德要求人们将事物分开的好例子——过去与现在，以及举例——我觉得这是很重要的澄清，而且对团体非常有用。人们开始跟B讨论，她为什么选择要做个外来者，为什么不能表达对团体中正在发生的事有不同的想法，为什么不能是个持不同意见的人，就像团体中的每个人一样。

弗雷德：我想，故事的创造，是美丽的；故事的参照性，则是让人困扰的。发生在 A 年轻时的故事，和她当时所发生的任何事，都是她年轻时代的历史。大家了解这个吗？

治疗师 2： 我认为，历史是人们创造的某个事物，因此，A 告诉我们故事，正是我们现在进行且发展着的历史。

弗雷德： 你是在尝试将被创造的以及没有被创造的历史之间，做出区分吗？

治疗师 2： 我没有要做这样的区分。

弗雷德： 我想，我并不了解你们用"创造历史"，是要说什么？

治疗师 2： 人们一起创造发展了某些事物，这就是创造历史。

弗雷德： 在某方面我是同意你的，但是对于这个说法，我也有一些问题。因为，当你说到创造历史，好像在说，有某种可称为创造历史的活动，然后当我们创造出一些东西的时候就是我们在创造历史。对我来说，你如同创造了另一种二元论。可是，所有我们做的、发展出来的，以及历史，都是无法分割的。就是这样，历史是持续的。人们说话、挖鼻子、打招呼的持续性活动，都是历史中的过程。所以，是的，你可以把它理解为"人们在创造历史"，而且如此完美，除非你更靠近去检视，就会发现有一点小误导：只有这么一件事，就完成故事的全部了！

治疗师 1： 这是你在团体之中与 B 的前进，当你说，"哦，当你说你不想做某件事的时候，这就是你正在做的事吗？"这同时也打破 A 所有的类似想法："我觉得沮丧而且困难，因为我曾经被虐待过。"来继续推进团体的发展。

弗雷德： 是的。你不需要告诉我们，当你不想和某个人发生性关系的时候，那是什么。因为我们知道当你不想和人有性关系的时候，就如同现在你不想和我们发生关系一样，我们无须从你告诉我们的故事里，才明白这情况。

治疗师 3： 这是对人们在团体中说故事的批判吗？

弗雷德： 不是，这不是批判她告诉了我们一个故事。而是当她对我们说故事这个动作，代表她相信这么做是可以得到帮助的有效方法时，反而维持了她与团体的距离。我们不需要那样的距离，因为我们立即就可以有相同的经验。所以，当你说，"我现在正坐在这个房间里"，是没有问题的。如果你选择这么说的话，是可以的。但是，我会说："天啊，你真的不需要告诉我，我知道，我正看着你而且听你说话。"赘述，往往是当人们与他者说话时，一项很不好的习性，我认为，它成了一种方式，让人们与他们共有的实际经验之间产生了距离。人们倾向说故事，是因为故事能够让你掌控。故事关于某些事，它们让你控制自己所说的，以便让自己不被其他一同参与的人冒犯。故事，可以是非常完美的。我喜欢故事，它们是好事，但是也有缺点。

所以，人们当然应该说出任何他们想对团体说的话。问题在于，错以为那样沟通的方式，比与人们一起创造团体的分享展演模式更为重要，并且如此坚持——"你并不真的知道我是谁"，这里有个潜在的信息在背后——"要不要告诉你我是谁，是我可以控制的"。人们偏好于说故事，是因为故事是比较好掌控的。

换个角度来说，A认为她的故事说明了真正发生的事情，这确实是重要的事情。这种说法却否定了故事成为正在发生的连续过程的元素，也就是说故事的活动对整个团体过程的贡献。她和团体正在做的，其实与发生在任何地方任何时间的任何事一样，有其历史性。但是，我们坚持在陈述故事的主观和陈述过程所发生的事之间做出区分。可是，这两者之间，其实没有那样的距离。也许，它们在某个层次上是不同的，但是它们并不是两个不同类属的存在。故事本身不是问题，但是，将发生的以及说出正在发生的事，一分为二做出区分，这样的二元论才会是问题。这样的区分并不会持续下去，比较需要保持足够的距离来辨识他/她的存在，与他/她正在发生的事。

治疗师1：我们有持续地瓦解范式的能力。

弗雷德：是的，不过，这个能力必须要先了解到没有什么事是绝对的。

——对话摘自一次督导会

对话40：新的看见：是创造，而不是引发

治疗师：我希望，我的团体可以得到协助。D是一个非常胖的人，她走进团体时沮丧且悲伤，接着有人问候她近况如何，她说她不想谈。团体的成员们问她为什么，她说，这是关于她自己

无法在团体中得到帮助的事，这是她的责任，她须自己承担。接着，大家问她为什么那样觉得，表达着对她的关心，希望可以帮上忙等。对话持续了约 25 分钟，我决定接着说些话。我告诉 D，为什么你说让你沮丧而深陷其中的事情，是你自己的问题，而不是我们的问题？然后，人们针对这部分对我提问了更多，表示他们不太了解这意思，于是大家讨论了一阵子。

直到没有人再讨论这个问题，我对 D 说："我推测你谈的问题，是你觉得自己胖而令人生厌，且为此难受。"——这是我们先前谈过的。D 回答，是的，这就是问题所在。于是我问，为什么她和团体都没办法具体地对这个进行讨论。我忘记团体怎么回答，但是她说她对此不抱希望，她觉得无法从团体中获得帮助。我接着问："为什么你的感觉指引了你在团体中的表达与展演？你有感觉，并不意味着你得用特定的方式出现。"在接下来的讨论中，D 说："如果我肥胖，而且我觉得肥胖呢？"我说："我们来看看，说我肥胖而且我自己也觉得肥胖，是什么样的意思呢？那是你用来定义自己的属性，但这代表着全部的你吗？"她说："不，我是个漫画家，是有趣的人，我会关心事物，还有其他很多。"我回答，这些都是真的，这些都是她，那么为什么她（以及其他人）会用这个方式来定义自己呢？

弗雷德：你在问她的时候，你不知道她可能回答什么吗？

治疗师：是的，我不知道，实际上我知道她很在意这个部分。一个月前，她曾含糊地提到过这个问题，然后我说："会困扰着你，而且让你不想谈论的，是你觉得自己胖而且令人不舒服——你和我在我们的个别工作中曾经谈过。"她说是的，而且团体也在这个部分以有限的方式做了部分的努力。

弗雷德：所以，若你基于已经知道的事实，以更精准的方式而用不同的问题提问她呢？我会想问问她，关于她在团体中的出现。也许你可以问："当你和我们工作的时候，你曾说过你是如何成长过来的，那么，不妨你今天跟我们谈这个呢？"

治疗师：(团体中的协同治疗师)我们之前和她工作的时候，有人说过"哦，你没有那么胖，我不知道为什么你要那样讲"，诸如此类的话。

弗雷德：所以当时她应该可以说："我不知道自己是不是可以从这里得到协助，因为你们都是一群胡说的艺术家。"这样，应该比较接近真正的样子，是吧？我想，这里有个共同的感受——"如果你们只是打算这样哄骗我，为什么我必须克服这个？"——对于过度强调自己问题的人们。他们很习惯遇到人们这样说："哦，别这么担心，我没有这样看你。"不过，如果你做出如我建议的那样，你会更快抓到重点。如果你能更清楚地掌握并进入她曾在自己出现时所说的话，那就不是让她继续以抽象概念这种方式来定义她自己。除了将讨论带往那些你保证仍能有些重要的重点之外，我不知道还有什么价值。在我看来，我看不出其中任何的治疗意义。实际来讲，你所做的和团体在做的，是一样的。因为你也在告诉她："不要用那样的方式看。"

治疗师："那样的方式"是什么？

弗雷德："那样的方式"指的是将她的问题视为她的问题，而不是我们的问题，是你在推动"那样的方式"。当团体说："我们并没有将你视为胖子，为什么你这样看自己呢?"和这个团体一样，你也走向另一种——充其量是某种不同——方式"在看"。我不认为让一个人以另一种方式看事情，会有特别的帮助。

现在，你可能会说："真是奇怪！我以为这是我们整个路线的基础啊。"而我对此的回应则是："不，我们的路线，是关于创造出看待事物的新方式，而不是给人们一个新的看待事物的方式。"创造一个新的范式和只是引发新的范式，是不同的。如果你对某个人说，"哦，就这样看吧"，他们会回答，你不过是提出来个幌子，因为这之间并没有不同。新的范式是一个创造性的表现，而不只是个把戏。"以这样的角度来看事情"是个糟糕的治疗。

——对话摘自一次督导会

对话41：根本的即兴

学　生：谈谈工具—结果取向以及结果取向的工具吧。它们有什么不同呢？我们要怎么做出工具—结果取向呢？

弗雷德：结果取向的工具，是被限制着找出能获取一种固定结果的工具，一个特定的终点。至于工具—结果，则是不断地投入你正在做什么的整体性，持续地关注你试图去创造的是什么，于是，工具便在检视与再检视的脉络之中产生出来。

　　我近来所做的一些即兴工作，是完完全全的工具—结果取向。我们无所事事地即兴创作，不仅创造了喜剧效果的方法，而且创造了整个过程。工具，就发生在我们所创造的其中。不去标识出我们想要去哪，思考着抵达某处之前哪些是必须做的。我们并不知道，正在往哪里去。这很诙谐，看着人们前往某处，但不知道前往的是哪里。即兴的原则之一，是跟随某个人的方向往前。但在这个工作中，我们违反了这个原则。我们不否定，但是会做一些其他人不会做的——去到他处。

　　那样的方法学，正是我在社会治疗中已经在做的。我们非常努力地不去否定任何人正在前往的方向，但是，有时候有人会表达些什么，然后其他人说，"这让我想到了什么"，接着又有人说了些什么，于是有人说，"对于我们正在谈论的，有什么需要做的吗"，接着，答案是"没有"。我们的工作，是对正在谈论的进行创造，而不是预设要去做什么。有的人认为，这样会让讨论陷入混乱。是的，也许。我们努力地从这混乱的材料中，创造出什么，并且从中在情感上获得成长。带有情绪的生命总是混乱的，除非它呆滞凋亡。我们必须挑战，带在我们身上的那些所谓"参考的标准"与"情绪的稳定性"。

　　人们说，"我在生气"，然后他们表述生气的理由。我说："你是怎么联结这些的呢？为什么你相信是你所描述的那些事情让你生气呢？"对于情绪，我们抱持着线性的认识，紧接着我们如何作为也诉诸于此。这样并不健康。当我知道或了解到，我的情绪来自何处时，我要如何作为会比较好呢？往往我们过度地从已经知道的开始进行思考。我反对已知的知识，我追求创造力。

学　　生：你如何能让团体中不断地说些蠢话的人们走向创造性呢？

弗雷德：我并不知道他们所说的是些什么。我并不想评价某些事物是什么。我们往往倾向于窄化创造性，反而坚持着我们认为的习以为常的操作。这根本忽略了生成的美感，我们不知道事情将会怎么发生，但是当我们快速地进行预测或者回应，往往就扼杀了这样的空间，然后流于"真是笨啊""不，不是这样"等。这样道德性的论述，限制了你能够做的事。当你好像知道正在发生什么而提出回应，其实已经限制了你的创造性。事实上，我们并不知道什么正在发生，因为我们还没创造出什么。

　　对于现在进行的，我并没有兴趣，我不相信现在，因为没有这样的事。"现在"对正在进行的过程强加了某种停顿，以至于使你会产生某种已经有所了解的错觉。作为治疗师，我拒绝自己有这种认识："停一下，拍下这画面，这就是正在发生的，而我就是知道正在发生什么事的人。"这样会阻碍成长，也是徒劳无功的。

——对话摘自一次研讨会

对话 42：学会亲密

治疗师*：经过了 10 年的职业经历，2 年前我回到社会治疗的领域，去年参加了治疗师的训练方案，许多事因而发生了改变。当我在会议中——是什么会议并不重要——我总是觉得我必须说些什么。我被迫说话，感到自己总是有什么话要说，不过现在不是这样了。

弗雷德：这三个阶段也许该倒过来看。我想这整个问题，是起因于你有什么话要说。

治疗师*：好，是的。和同事们工作的时候，我会让他们做他们的事，让事情进行得好像我对我的团队释放了更多的领导权。我慢下来，做更多的事。我们一起做得更加努力，而且更好。和年轻人一同工作，能够较为靠近，也需要更多的精力来投入。至于朋友和工作伙伴，常跟我说，我和大家成长了不少。

那么我在治疗师训练方案中学到了什么呢？我不知道。我仍然发现，自己和一群黑人和拉丁裔的年轻人同在一处工作，相较于和一位白人女性的个别治疗更为得心应手。你认为，这发现只是因为我自己和年轻人有比较久的工作经验吗？在团体中，我想，我做得比较好。可能的亲密，是令人恐惧的。我是害怕被拒绝的。你听到这些的时候，你可以跟我分享你想到了些什么？

弗雷德：和年轻人做事，是比较容易的。让我们回到典型的治疗场景。案主为求协助前来治疗，他们需要协助，于是我们付出关怀。但是，别在这里被搞混了。因为，没多久，案主或者病人就开始发现，每一个抵制动作，都能让你离他们远远的。

如果你是黑人，他们是白人，那将最有可能出现这种状况。我保证。所以，你是对的。事情就是会这样发生。在你方案中的孩子，他们并不如此，他们会用别的方式。但是病人就会这样子，于是，人们必须要领会并且了解到这就是治疗过程中的关键。如果你在处理过程中不够强硬，那么你不应该做治疗。我不认为，这意味着你不应该划出界线，但是你不能只是想着要画线。你必须以"我会找出一种方法来帮助人们去了解，我们可以一起来解决"的态度走进关系，你必须与他们的回应一起工作，作为共同发展过程的一部分，包括你作为治疗师的成长。

治疗是蕴含大量成长性的活动，因为你开始非常深刻地学习到，你必须和那些看起来没打算跟你靠近的人们发展亲密关系。他们可能看起来要去控制你或者拥有你，而不会要去靠近你。这是最困难的地方。我想，你接下了这样的挑战，会是很棒的。

我做治疗已经很长一段时间，和某些团体已经发展出一些特别的关系，但是，我并不认为，自己曾在治疗的过程里，遇到对方没有在回应中暗示过什么。"你怎么自以为你知道我全部的事情？"这是我已经认识了好几年的人曾对我说过的。我想，人们确实看到我很有胆量，而且我知道，从某个角度来说很有勇气。我曾经克服过这种看法，但这并不意味着人们不再这样想，而且认为我对于发生在他们身上的事比他们知道得更多。

病人不得不在和你的关系中，用你的方式一起工作，那正是他们想要拒绝的。人们并不反对在关系里工作，不过事实上，他们会倾向于引导你，这样他们便能在关系中以他们的方式进行。他们会发现，在关系中你以为你比他们更知道怎么在关系中做得比较好。他们或许是对的，但这并不是这样或者就是那样的问题。

——对话摘自某次讨论

对话 43：挑战假设

治疗师*：在过去两周的研讨会中，我们讨论到"什么是团体"，然后写下答案，接着，我们选了其中的几种陈述，尝试找出陈述背后的假设。我看到，自己并不很擅长去探索这些假设。关于假设，你怎么看待呢？你是如何找到它们的？

弗雷德：我认为，在治疗中，发现假设并且把它们摊开，是有价值的工作。而这往往是在帮助人们的过程中非常有效的部分。即使你没有指出某些假设，有时候也会感觉得到。比如，正在吵架的家庭里，一个青少年对他爸爸说："哦，是啊，每次都这样！你就是会这样讲，或者说，会这个样子，是因为你总认为你是对的。"这孩子是对的，这就是人们预先的假设。不过，指出它，不见得能让对方改变，但至少可以让人们看到，是什么样的结构性规则让人们如此行动。

在治疗里，这些一直在发生。人们来到这里，然后开始讲话，接着你会了解到，他们所说的，往往是基于某些想法，而不是表面所说的内容。所以，某个人可能会对他们讲，"你不知道你正在说什么"。而他们也许是对的，但你可能会告诉他们，他们所说的并不是基于那个人所说过的话，而是说话者是谁。如同我们的人生，在所有的团体中，你会注意到，有些有地位的人，不管他们说了什么，其他人都会点头表示同意，而另一人做出了漂亮的观察，其他人则说："真是扯淡，我们继续吧！"人们很快地评价一个人所说的话，不是看其内容——这是个重大假设——而是这句话是谁说的。所以，能够将自己和一些预设区分开来，并且让人们可以看到这一点，在治疗中是有帮助的。

在团体中，经常可以看到，一些最能好好用来发展工作的，是当有人问到谁不是老大。情况也有相反的时候，因为老大说了某些话，能够作为有价值的方向。对每个人来说，这些都是真实的，包括我自己。有时候，团体中最愚蠢的话，是我说的，而这不会被挑出来面对。对于团体里没有打算要往哪里去的对话，我有理由不去推动任何方向。再次检验假设，是指永远持续地准备思量自己所说的以及所做的事。这无法让你更改恶习，但是你会开始认识到，你不需要一直保持在那儿，你哪里都能去。要接触人们，有无穷无尽的方法。而你必须去发现它们。

——对话摘自某次讨论

对话 44：学会去要求

治疗师*：环境的创造似乎需要多个人来完成。我一直在想我必须去创设环境，这取决于我。

弗雷德：为什么呢？

治疗师*：我不知道如何让其他人参与进来。

弗雷德：或许他们是知道的。也许，你必须提出要求。也许，你要求得不够，而这是你必须持续去努力的。我想，助人最困难的部分——不管是语言治疗还是身体方面——是学习着如何去关怀、去给予、去爱和去要求。如果你说，是你必须启动一个活动，那意味着你要求得还不够，你们双方都需要去创造那个环境。

找出自己的方法并去提出要求，是困难的。我想，在治疗中，我会对我的团体提出很多的要求。有时，这需要一段较长的时间，特别是在团体初期的时候，我会什么都不做。当我释放出信息——有时隐晦有时明显——"如果你们（团体）不去创造适合的环境，那么我不会有动作。我需要你们来创造环境。我不会去创造它。你们已经可以去创造它。你们要我在哪里呢？你们自己去创造环境吧。"

你必须学着去提出要求，你人太好了。你不可能只是当个好人，进而治疗他人。善良是好事，如果它能够成为要求的一部分。如果用善良来代替要求，那么你会变得没什么效果。因为人们身在痛苦中，于是有了需求，而你必须给予，所以，提出要求是很难的。

治疗师*：不是真的这样，我会想告诉他们，"别当傻瓜了"。

弗雷德："别当傻瓜"这样的一句话其实是在给予，是以关怀与爱的方式。它是一种要求。也许你可以告诉许多人，他们正在犯傻。你得告诉他们，不能这样做，既期待感受到关怀却又选择与自我隔离。

——对话摘自某次讨论

对话 45：分享"我不理解"

治疗师*：有时候，当我做治疗，但感觉不大对劲的时候，我会表达"我非常不理解"。当和我的病人一起工作时，我应该这样子说吗？

弗雷德：你的想法，让我陷入了思考，我想分享一下我的想法。你说，"有时它发生了……我非常不理解"，其中让我感到困惑的用语"非常"，这用词看起来犹如一道篱笆。因为这字词隐含的，仿佛是他人所说的话，有着什么问题。我认为，你需要为自己的不理解，负起全然的责任。对我而言，是要把焦点放在活动。"我不理解"，是你必须分享的什么东西，但是你没有分享反而造成好像对方做错了什么，如讲得不够清楚或事情说得不对。这时，"我不理解"是与其他人进行持续活动的一个主观报告。在我们的文化中，说"我不理解"是有价值判断的。但是，你必须找出方法。因此，再说一下，"非常"是个会让我感到困扰的用语，放下说"非常"，你会自在的。

——对话摘自某次讨论

对话 46：被欣赏

治疗师*：贝蒂(中心里的治疗督导)在最近的一次课堂里说，和人们一起做好事，他们就会欣赏你。对你来说，欣赏是什么意思呢？这对你的工作重要吗？怎么样是被崇拜呢？它需要什么？你如何保持这样呢？我想知道权力、信任和背叛。你欣赏那些欣赏你的人吗？或者还有什么是你欣赏的吗？对于欣赏，我有不少想法。欣赏，是一般人可以拥有而且想要的评价吗？或者我可以全然地拒绝？什么是欣赏，或是崇拜呢？欣赏，是崇拜吗？

弗雷德：对于欣赏，我是爱恨交织的。我认为，欣赏，一方面，会带来压迫和崇拜，会削减创造力；另一方面，它也是很棒的，而且是正向的。

孩子们都会欣赏他们的父母，这其中一定是有什么道理，所以我不认为那是负面的现象。我欣赏很多人。对我来说，欣赏，是我们要一起创造出什么的一种关系。我不在你的前方，而是和你在一起，彼此在"一起做"的荣耀感和兴奋感中进行合作。当与你一起在治疗中工作的人们感到——这个太难、太过于怎样、太"某种如何"，欣赏便随之而来。然后他们就会说："之后我可以跟着这个人，走过下一个山谷，我会跟着他。"在这个人身上，有着像孩子对母亲或父亲般的充分信任，然后前往他们向往的地方。治疗的过程中，你会带着人们历经困难，于是他们必须要喜欢你，跟你一起走。

当欣赏转变成为崇拜，就不是欣赏了，我不会将欣赏认为是崇拜。我遇到的是，人们说："我喜欢你在做的事，我想和你一起。我害怕这样做，因为这会吓坏我，但是我可以和你在这条路上一起走，我想我可以相信你，我是足够相信而和你走在一起。"我会非常严肃地看待这种相信。回应人们的信任，是我生命里唯一且最高的价值。有时候我无法做到，我会让人们失望，有失败也有错误。可是，信任是我在治疗中，会投入很多的精力去发挥的价值。

当一个人想着，"为什么我非得要处在这样的折磨里呢"，那就必须有欣赏的心态作为支撑。因为他是对的，这是折磨人的。要超越我们自己，要转变，要尝试去克服社会常规，我们的自我、原始欲望和我们的这个与那个——这是痛苦的过程。我想，人们需要某些能驱动他们的事物，某些能帮助他们说出，"我将要和这个人一起做事"，像这样的友谊，我称之为"欣赏"。我喜欢与我团体里的人有着亲密的关系。我时常觉得，团体结束之后要回家，是困难的，我只想和他们在一起。这就像在剧场，在和人们一起创作一场剧，发展出了被称为彼此欣赏的亲密。人们是经由集体创造的某种新事物，于是彼此欣赏，这是你们的合作品。如此一来，成就了人们尽全力营造的某种如家庭关系的亲密联结。是你创造了它！

我欣赏这个社区。有些人不了解我，但是我喜欢听到人们完成了什么的消息。对于所有人在社区里做的美好事物，永远不会征服我那难以满足的胃口，我喜欢听这些事。我喜欢这些因集体欣赏的创意。我不认为这样是狂热的，我认为这是一个有欣赏力的团体。如果人们对这个不同意……好吧，我还是可以在这里。

这是一个有爱的社区。历史性地来看，这是来自全然的努力去创造的社区。不像20世纪60年代风起云涌的那种爱，这是深耕于创意的爱，而不是感性的。当感性和成长与创意共同构建，我想我没有意见。也许，我们是后现代世界里有爱的孩子。

——对话摘自某次讨论

对话 47：保持直觉

治疗师*：身为治疗师和护士，当我和病人相处时，我发现自己会感觉到某些事情不对劲，某些事并没有跟着那个当下好好地发生，我困惑，是不是要跟着我的直觉……由我的直觉来告诉我？你可以谈谈直觉和内察（insight），及本能（instinct）吗？在社会治疗里，它们有一席之地吗？你会去聆听它们吗？它们有用吗？

弗雷德：我们似乎拥有会产生某种本能反应的神经系统，人们认识的本能和直觉之间，有着很大的区别。直觉，似乎更强调概念上的以及心智上的意义。直觉的概念，是将我们整个认知与态度的活动，从复杂的意象里分离出的特殊化的想法。直觉是一回事，而认为你可以识别某些被称为直觉的事物则是另一回事。关于人的思考、感觉、情绪、相信……的过程，是一整套由身心过程交织的连续的系统，它让人之所以为人，而且难以用语言去从多种成分中被指出。

如果，直觉意味着"某种不那么完全地根植于全然的解释或认知过程，但比较如某种类感觉、类认知，不管它是什么，它会牵引着你往某个方向去"。于是，没错，我认为这是人的一部分，同时是我们之所以成为治疗师的一部分。我认为，将直觉去神秘化是重要的，直觉更是人类与世间事物复杂性的一部分。我不认为它比可验证的实证法则不可信。在某些脉络中，虽然领先的是那些可以在实证上被验证的，但在其他脉络中，我们尚有其他能够回应生命中事物的不同方法。

有时，作为治疗师，我对某种"单纯"的现象有了闪现的情绪。它不是根植于实证的数据或理解的认识，但是，就在下一刻，我突然有了不可置信的洞见。我并不特别要在这不一致之中找出什么——对所有人而言，总是有很多的事情在发生。我们同时有很多不同的路径，直觉是其中的一种。而我理解最好的路径，是直觉。

——对话摘自某次讨论

对话48：别当帮助者

治疗师*：关于一位我已治疗了一阵子的年轻女性，我有个问题想问您。A与人存在很多隔膜，她最初总是带着频繁的愤怒来到治疗团体寻求协助。(治疗师提供背景资料)

在治疗中，A经常告诉我她前几天在电视上看到的事物。她会谈那些节目，谈演员和广告。我学着与她在当下的对话中，持续地在关系里工作。A是个聪明而且有趣的人。我从她谈的娃娃以及其他玩具的历史，还有儿童游戏的历史中，知道了很多。当我对她所说的提出反馈时，她常常忽视我，包括我试图与她建立关系或对话的尝试。她总是改变话题，或者不回应我，又或者说："我觉得困惑，那个有趣吗？或者有其他的吗？"接着我回问她："是什么令你困惑呢？"然后，她又把话题转回电视。

A开始进入我担任协同治疗师的团体，她渴望去认识新的人们。她会和我分享她在意的事。比如，她姐姐的作为令她非常困扰，让她想要伤害她姐姐，如果她姐姐不改变那她反过来要伤害自己。我问她，为什么她只能有这两个选项，也许还有其他思考的方式来回应进而创造改变，然后，我们的话题又会回到电视。

弗雷德，我需要帮忙。我像个传统的治疗师，屁股坐在椅子上，而我的心和脑袋想要做社会治疗的工作。我想要关爱的接触，并对A有更多的要求，在她把我推远时，不会感到那么受挫折。我要如何支持她进行生命整体的改变，而不是只帮助她或者解决她的问题？

弗雷德： 让我扮演一下治疗师，回问你一个问题。A听到这个，会怎么回应呢？如果你告诉她这些，她会怎么说呢？

治疗师*： 我想，她会说："真的吗?"我认为她会觉得惊讶。

弗雷德： 我在你的问题里听到的是，要让她感到惊讶，对你来说是不容易的。让她惊讶，难道不是正向的事吗？

像这样的状况，可以让对方知道你和他们工作时遭遇的问题是什么，看看他们是不是能开放地回应你的困难。你在说的，事实上是，"对你的问题，我开放地回应，但是我发现这很困难。如果你开始帮助我，我想也许会有帮助。对于我协助你的能力，我认为这会有一大步的前进"。

治疗的工作，是个动态的过程——不管是个人治疗还是团体治疗。而你，作为治疗师，需要持续地看着你的对象以及和你一起工作并且能在你帮助他们时给你帮助的人们。这不是说，你要去谈到你的私生活或家庭问题，而是在你与他们工作的治疗关系的脉络下，谈谈你身上发生的情绪性的困难。这完全是有合法性的，而我认为，这实在是一件正向的事，是可以分享的。

我们的混乱和困难往往有很多原因，我相信有个原因是人们并不了解世界的运作和他们自身有关，不了解他们如何被看待。在治疗中得做的一件事，就是诚实——以有原则、关怀和爱的方式——对待和你一起工作的人们。

她或他会在这里，是因为他或她需要协助。除此之外，可以合理地假设，这个人对于到底有什么意义并没有什么想法。有的时候，治疗师认为他们和案主之间使用着相同的语言，而一般来说，我的推想则是另一种。许多的治疗工作，是努力地进行激进的转译(radical translation)。是的，我们有一些共同背景，但是，去创造出共同语言的工作，比我们拥有共同语言，还要更好。那比我在你的描述里听见的施与受，还要更多。

有时候，为了真正起帮助作用，打破帮助者和受助者的角色是重要的，因为"帮助者—受助者"的关系已经假设了一些并不真实的东西。比如，你们所说的是相同的语言。有的时候，某个人在团体中提出某件事情来讨论，然后团体中的另一人说："好吧，等一下，上个星期(或之前，或者昨天)你说过那个和那个……你为什么现在又有不同的说法呢?"这是我在治疗中感到最受挫折的时刻，我想要说："现在听好，如果你想要维持前后一致而且保持理智，你也许不需要治疗。"

治疗，在某些方面来说，是不理智的，是不一致的。这不只是治疗的特色，更是它的主题。所以，你也许必须更开放地和 A 分享你问我的问题。在治疗中，第一个关卡是你们不再只是帮助者和受助者，而是站在同一边的，为了创造某些事物而一起工作，这会让之后的发展比较容易。你可以在某个时刻达到这样然后再失去，然后你必须再回头，去思忖着你的案主当时在做什么，以及你在帮助他们的时候做了些什么。你必须找出不带判断地陈述它的方法，并且不让人们分神。如同我所知道的，这时必须持续不断地紧抓着彼此的注意和投入(reengage)。

这也许是个能和 A 有所交会(engage)的时刻。在治疗过程中，对话常常是为了让你能说出："我遇到了一个问题。你并不是这个问题的核心。而是我想在这里和你一起来帮助你，但是我遇到了问题。所以我想知道，你是不是想要帮助我处理这个问题。我想要协助你，来帮助我处理这个问题。"这样看起来有一点帮助吗?

治疗师*：是的，这帮助我看到我是带着评断的，而这会让我对她的了解遭遇困难以及挫折。

弗雷德：在帮助者—受助者模式中，需要好好审视的部分，是帮助者自以为知道另一个人在说什么。在治疗的工作中，这是没有帮助的。开创出某种共同的语言，某种双向的激进的转译，必须持续进行。在我这几年从事的治疗中，我感受到的，是你必须和每个不同的人一再地对话。你必须能够持续地跟他人对上话。如果你被困在帮助者—受助者的模式里，那么你会有个倾向，自以为应该或者已经对另一个人在说什么有所了解。

当然，前来向你寻求协助的人要你的帮忙，而你迎上去协助，假设这是公平的，但是，我并不认为这就意味着你必须比你可能知道的还要知道得更多，才能去提供协助。不过，会有这样的说法，"如果我是帮助者，那么我必须有某些类型的知识"。你也许有，但我不认为你对于另一个人必须具有任何某种类型的知识。因此，当这个想法先入为主地超过了界限，那么，你会进入使用某些你认为有用的概括化的知识，来取代进入认识对方是谁的困难过程。在双向探索的脉络之下，你所拥有的概括化知识和信息，可能是有价值的，但它无法用来替代对人真实的认识。

我知道，虽然，当你来到一个停顿点，而且想要找寻帮助的时候，会有股拉力引导你去使用你能够取得的工具。然而，回到维果茨基，我认为你必须去创造工具。你必须生产某些特别能来建构这种关系的工具，相较于使用你已经有的工具，这是困难的任务。我不建议你放弃使用这些工具，只是不要用它们取代你要去创造特殊工具的艰难任务。这是典型的工具—结果取向，也许会让你对于我认为你必须做的，有些理解。

——对话摘自某次讨论

8 治疗中的挑战：人及处境

对话 49：女人、男人和性别歧视

治疗师1：我观察你的一个团体好几个月了，我想特别谈谈你对团体中男人的处理，我觉得你是在让团体中的人知道男人是谁，男人在团体中怎么起作用，男人在世界上又是怎么起作用。这不是心理学，而是这个世界怎么运行。两周前在团体里你说，男人在当时那个状况下没什么可贡献的，是吗？

弗雷德：我想，在当时的想法是，我们不需要男人。

治疗师1：对，而且我觉得你想说的不是这些男人不愿意说话，而是他们没什么好说的。其中一个男人对你说的这点很生气，他说他有很多可说的，只是要说出来很困难。当时还有一些其他对话是脱离这个主题的。我想要试着更理解你当时在说什么，或者从某方面来说，你刚刚说的"不需要男人"和我所记得你之前说的"男人没什么好说的"之间的区别是什么？

弗雷德：毫无疑问地，我认为每个人都有某些事可以给予。但是在团体持续性的建构当中，是否真的需要哪些人，那就是另一个问题了。这就是我想指出的区别。

治疗师1：我觉得我在让团体不要对某个特定的男人做什么，有太激烈的反应。

弗雷德：对呀。我试着让女人对男人的行为有激烈一点的反应，并试着让男人回应女人的时候，对女人的行为，不要反应太激烈。这是我的逻辑。

治疗师1：可是为什么呢？为什么你要女人对男人反应激烈一点？我觉得我尝试让大家冷静一点，不要被那个男人牵着走。

弗雷德：因为我觉得这个世界就是这样。一般来说，女人对男人的反应太不激烈了。为何会变成这样，有一些社会性的理由，因为在很多情况下有点冒险，或因为这跟他们自身利益无关等。所以我不了解为什么有人会去压抑某些早已经深深被压抑的事物。现在，我不觉得反应激烈就等于卑鄙、伤人或暴力。但我觉得女人有个空间可以回应男人的反应是一件很健康的事。

治疗师1：我觉得女人对男人的反应太激烈了。我团体中的女人变得激烈，而且在某方面来说已经停止共同创造这个团体了。她们有点像在讨论这个男人有多糟糕。

弗雷德：在我看来，这是在创造一个环境，让女人说出她们通常不会对男人说的事，这似乎是件好事。这会帮助建构这个团体，进而帮助每一个人，包括男人——有些是他们平常不轻易说出的话。这是好事，帮助男人说出某些在与女人的关系中或与其他男人的关系中因为种种原因而压抑不说的话。我觉得团体中常常会压抑住人们的反应，老实说我不会这样做。我觉得一个人如果冒着风险说了什么，他就有资格获得回应。我觉得我们让人参与却不让他们真的参与，是没有道理的。所以，我的团体中大部分是女人们在维持着团体。而我鼓励她们去做的，就是去有所反应。我觉得女人变得十分坚强是一件好事。有时候这会有点越界，但是我觉得应该要把握这种机会。你是可以做些什么的。能够创造一个帮助性与支持性的环境，这么做要付出的代价其实是很小的。

治疗师 2(在治疗师 1 团体中的协同工作者)：在这个团体当中，这些女人对这个男人的反应，对于建构这个团体不太有用。她们会视这个男人为个别成员，对他恼怒，然后无法一起工作。

治疗师 1：是啊。我尝试要继续讨论那个男人说的话，但是她们会希望我叫他闭嘴。我的意思是，我有时曾对他说过，他真的很卑鄙、很愚蠢之类的。

弗雷德：你不觉得这是个问题吗？她们自己不对他说这些话，所以你被迫要对他说这些话。

治疗师 1：但是我发现她们说的方式没有效果，而且从某些方面来说，她们根本放弃了这个团体，所以最后我就不支持她们的做法了。

弗雷德：我听到的是你在跟团体中的女人们比赛，谁可以给这个男人较适当的回应。她们做得不对，你做得才对。在这个例子中，对这个男人而言，社会治疗师的工作是尽可能不参与回应，这样你才可以居中调节团体中的这些反应。在这个状况下我觉得你应该跟这些女人做工作，看怎么做可以比较好，这样你就不用被迫担当这个角色了。

治疗师1：我想要回到刚刚你对团体说的，在建构这个团体时，我们不需要男人。我知道我是不会这样对团体说的。

弗雷德：可能你和其他人听到这句话，跟我听到的不同。如果我说，"我们现在不需要这房间里的女人把椅子搬到外面去"，这很精准，就是说男人做就可以了。这对我来说不是什么道德判断。我觉得若是有哪个人观察了我的团体动力之后说，"哇！我们正在做这些事时，我们非常需要这些男人在团体里"，那他一定是在说谎。如果这些男人能够促进团体的运作，他们真的做了，不是很好吗？这当然没错，但是他们并没有这样做。除了少数的例外，女人才是使团体往前运作的人。这是一个事实陈述，不是一个道德陈述。但就你的反应来看，你好像觉得这是一个道德陈述。你觉得男人在这团体的发展中扮演了十分必要的角色吗？

治疗师1：不。

弗雷德：那你为什么不这么说呢？我不是说要你挑衅，但在合适的情况下，你为什么不会这样说呢？

治疗师 1：呃，我觉得首先，男人有可能因此被激怒。其次，我想女人不会觉得这个说法是正确的。而且我觉得你这个陈述很广泛，不是只局限在这个团体中。

弗雷德：对，这样说没错。在特质上，男人在情绪的情境中比较不被需要。因为通常他们在这种情境中没什么贡献。我是在说这团体中的男人，但我确实是在说一个普遍的现象。在情绪性的工作中，男人一般不会负起责任。他们在其他领域负起重担。他们通常在智力上负起重担，在体能上负起重担，但是一般来说他们不会在情绪上负起重担。

治疗师 1：我想，身为一个女人对男人这样说，会引起对方比较大的愤怒情绪。我觉得你可以对男人这样说，但我不行。

治疗师 3：好吧，所以他们真的会对你非常愤怒。这会有什么问题呢？你会有什么回应？

治疗师 1：呃，这似乎得回到我跟团体中的女人们的关系。

弗雷德：我不赞成你，因为我不是你，我不是女人。但是我很想说你似乎把自己当成了受害者，而这跟事实差距很大。在你刚刚描述的这种情况下，如果你这么说，我不觉得那些男人会愤怒。我认为这大大地误解了男人是怎么工作的。再次强调一下，我现在所说的是指一般的状况，我并不认识你所说的那个男人，而且我不是你，我是从我的角度出发。我不是在否定你的主观感受，但你的主观感受，和就我对男人的理解来推测事情会怎么发展，如果我仔细检验两者之间的关系，我会觉得你大错特错了。

治疗师 1：就你的了解，男人会怎么做？

弗雷德：大多数我知道的男人吗？他们会花更多力气，让自己被你需要。男人面对女人是会这样做的。

治疗师 1：这就是你在团体中教的，男人借着自己被需要来发展关系吗？

弗雷德：是的。

治疗师 4：如果他们情绪上不被需要，在团体中会怎么样呢？

弗雷德：他们会倾向说出正确的语句，让女人改变对他们的反应。他们会尝试换一种说话的方式。也许有些女人会接受，这也常发生在我们的团体里。但如果一个女人对我的团体中的其中一个男人这样说的话，我不觉得男人会起身反击。也许很偶然的状况下会有某个男人生气，但老实说，两者相比之下，通常男人会对我生气。

治疗师 1：为什么你会这样想呢？

弗雷德：因为男人不会致力于被我需要，他们会致力于被女人需要。

——对话摘自一次督导会

对话 50：行为暴戾的男人

治疗师*：我是一个社工，服务对象是殴打亲密伴侣而被定罪的男人。他们被强制参加为期 26 周的教育课程。这个课程是从女性主义观点出发，讨论压迫、性别歧视，以及女人在社会中如何被忽视，被视为物体，被贬抑。这个课程也要求男人对他们在家庭中使用暴力负起责任。

我发现自己在教导这个课程的时候，经常处在一个冲突的位子。因为我发现——而且这些男人也表达了——在人际关系中，在社区里，他们不知道该怎么改变。这些男人并不想重蹈覆辙，甚至有些男人还表达了非常想要改变的愿望。

在讲述了压迫等概念之后，我回答他们的问题和反应，我说"男人正在我们的教室里进行革命"，这一点我并不全然是开玩笑而已。我在想，在这个教室里，和我一起讲课的老师、我自己以及这些男人，可以一起合作进行一个能让他们获得力量的活动。某种程度上，我可以和我的男性协作者示范一个公正平等的关系。我很尊重这些男人，而且不会因为他们的暴力行为而给他们贴标签。但这些似乎还是很有限，而且是相当工具性地回应他们。

在一个较广的层次上来说，若我们是要进行一个可以让他们在与伴侣、孩子、家庭、社区的关系中产生某些改变的活动的话，这个课程似乎是无法达到这个目标的。虽然机构强调选择的问题及个人责任，机构却视自己为解决家庭暴力危机的社区性机制。当他们问我要怎么改变自己的行为时，我该怎么回答呢？机构会说，"停止侵略性的、暴力的行为"，但这并不适用。尤其因为他们的社区充满了暴力，而如何处理这些暴力就是这些贫穷的男人要面对的事情。他们要怎么样才能够做些不同的事情，他们如何在家中及社区里展开新的、成长性的展演呢？

弗雷德：这是一个很有趣的问题，很有帮助的问题。我认为你提出的问题，正反映着你所探询的核心问题。在心理学中以及在你刚刚的描述里，有个我认为的偏见：除非你知道怎么做，否则你是不能完成任何事的。这是个基本的偏见，是认知上的偏见：你必须知道些什么，才能有发展上的改变。

我认为我们需要小心探索这部分。很显然，我们生命中极致发展的阶段，就发生在我们最不可能知道所有事是怎么回事的时候，也就是我们很小的时候。有证据显示，成长发展最快速的时候，不论是质上还是量上，都发生在我们对发生什么事最没有认知的时候。但是很奇怪，当我们年岁渐长，这个模式就反过来了。基于一些大概得花上 50 年才能详细说明的复杂的社会性理由，现在发展的先决条件变成你得对于你在做什么有认知。

这是我们该质疑的第一件事。但有很多因素让我们不容易去挑战这件事，至少机构的偏差是这样运作的，当你希望一笔款项能够顺利拨下的时候，你的方案从头到尾会被问无数次："这个方法会怎么有效？那个方法会怎么有效？"如果你说，"呃，我想要质疑这点"，那你大概就拿不到经费补助了。

若要回答这个你花了好长篇幅才问完的问题，我们得来看看不是特定在认知上，而是在发展上转化的其他社会活动。

我们来谈谈展演。就我们了解，展演并不是单纯的认知活动，看看剧场中的状况可以对我们有些帮助：演员们在表演，有时候有些人真的是使用认知历程，他们在脑中想象一个影像，在脑中想象另一个人，他们会想着有哪些人格特质，他们会反思他们的内在世界，从内在世界找寻资源。但不是每个人都是这样展演的。有些人展演的时候，只是简单地让自己变成另外一个人。在我当导演、作家和剧场工作者的生命经验里，我曾看过有些极为杰出的演员是以这种方式表演的，也就是说，他们并不是去做，或是去模仿另一个特定的概念或形象，他们只是有能力——不管在舞台上或是排练的时候——假装成另一个人。去体验看看，如维果茨基所说的，比原来的自己再高一个头。致力于假装成另外一个人，及致力于去看看变成另外一个人会发生什么事，这么做不是因为别人一定比较棒或是近乎完美，而是因为展演的这种练习，或做不同的事的这种练习，对成长发展是十分关键的。

这并不容易，从我们在"展演一生"活动当中的即兴表演训练就可以了解到了。你站在台上，然后有人说："好吧，随便做什么你从来没有做过的事吧。做一件全新的事。"人就会僵在那，然后说："我想不出来什么是全新的东西。"但人其实还是可以做得到的。当人在这个情况下僵住的时候，他们会因为被支持、被帮助或看见一些方向，能让他们知道我们其实可以有创意地做一些平常不会做的事，他们就会变得自在。

你可以看到人会学习做一些奇怪或是很诡异的事情。我觉得这个学习，重点不在诡异的展演内容，而是我们学到，我们有能力做诡异的展演。学到这个是很深切且重要的。

展演的作用，对于挑战我们刚刚谈的认知上的偏见是很重要的。我认为你刚刚说得很正确，如果只是单纯地说"不要这样做"是不会有什么作用的。我很肯定在这里的每个人都同意这些男人不应该再做这些伤害性、毁灭性的事情。他们会在这里，从某种意义上说是因为他们也同意这点。但我不认为我们能够从这种负面的认知陈述或论点中成长太多。事实上我认为这些男人该学的——这听起来可能有点奇怪——是他们能够变得怪诞，能够做古怪、不一般、不同的事情。

你说得没错，当他们学习怎么做这些的时候，要怎么适应他们生活在一个很重视男子气概、充满暴力的社区。答案是：他们无法做到。但我不认为这是事实，人们可以学习怎么为了他们自己而社会性地表达他们的古怪。

在某些情况下我们会觉得自己跟别人不一样或者古怪是件好事。我想到了"满天星才艺表演联盟"（这是一个使用社会治疗方法的青少年发展的补充性教育方案），联盟中的年轻人在当中做了许多出色的事。"满天星才艺表演联盟"中的一个挑战就是帮助这些年轻人做怪诞的事，表演创作，而不是被他们社区的刻板关系给限制住。我们使用了年轻人喜爱的东西：展演，把它转变成一种古怪行为的跳板。展演是一种他们本来就觉得很贴近生活的东西，当观众，自己设计表演，站在舞台上，他们在其中得到很大的满足。我们告诉他们："让我们把这个当作动力，使你们做一些很怪诞的事，使你们设计整场演出，一个完整的演出。"这超越了对于常态的想象。他们对日常生活的想象可能包括参加才艺表演，在班上做一些别人为他们规划好、组织好的事情，但不会是做一个实际上设计表演的人。这会是他们参与的古怪的事情，而同龄人对这件事的反应很正面。这是件很酷的事，其他孩子会觉得这件事很酷，于是这就取代了其他很酷却具有毁灭性的行为。

古怪并不是指其他人看来觉得极度荒谬的事，我认为，人们在做古怪的事的时候，其他人会有反应而且喜欢看。如果这个怪诞的事是很酷、能让人接受、有成就、令人满足的，就能娱乐大家。"满天星才艺表演联盟"对于我们这个城市中许多特有的社会结构是个很怪异的挑战。"满天星才艺表演联盟"创造了一个在结构形式上很类似，却完全不是特有社会结构的东西。而且这东西很怪异，而就是这个怪异的特性让它受欢迎。

我不知道这方法作用在这些男人身上，会以什么样的形式出现，但这方法是有益处的，是展演性和正向的。也许他们得一起做一些跟你所处的环境完全不同的事。也许他们得在团体里成立一个剧场。也许他们得做一些看起来完全不像心理学的事。再次强调，我不是在说只单纯地扮演一些角色，这是他们一定可以做的，但也许他们得创造一个他们能够参与的新剧目。也许他们得体验一下，不去做某些情况下非做不可的、他们惯有的反应，那会是什么感觉。

我认为我们对彼此做的很多事都是习惯，根深蒂固的习惯。我们就是不知道有什么其他话可说，其他方式可做。这还隐藏着其他比较深层情绪性的东西，有恐惧，有各种复杂的社会性的东西。但常常这些年轻人，或某些不太年轻的人，做的是我们以前做过的事。而我们为什么这么做呢？某些原因是我们一直都这样做，而且我们只知道这么做。有时帮助别人说一些他们从来想象不到会从他们嘴里冒出的话，是非常有用的。

某种意义上来说，展演让人兴奋的地方，是你创造了一个情境使你会这么说："好吧，让我们试试看另一个对白。我要你看到及了解到，你可以这么说，而且你会得到另一种人类会有的反应。你不会得到跟之前相同的反应。也许这会让你很不舒服，也许你会觉得很不自然，但我们得做一些不自然的事情。如果我们不去做不自然的事，那么我们来这里干什么呢？如果我们想改变什么，我们得变得不一样。"

展演是我会想要跟这些男人一起进行的事。再次强调，我不知道这会像什么，但我确信你和你服务的这些人可以做些有创意的事，你们可以想出来的。但你的目标是支持他们做不一样的展演，而不是接受你得先知道怎么做这个认知偏见。我不认为你能够知道要做什么。我们现在讨论的东西比认知活动要深刻太多了。他们何不试试展演呢？这也许是心理学的未来展望。至少这是我的希望：全国和全世界的人都可以展演，这是我个人对于心理学未来走向的梦想。

——对话摘自某次讨论

对话 51：脆弱的案主

治疗师 1：我最近开始接触一个年轻女性，我想要一些帮助。她相当抑郁，几乎一整天都躺在床上。她把自己的抑郁症归因于一个朋友出了车祸差点没命，而她很自责没能做更多。但她也承认童年时期她就开始抑郁了。她不太爱说话，在治疗会谈时，她说话比较像是在抱怨，而且用一些短而重复的句子，好像讲出完整句子要花很大的力气似的。她一直喝很多酒，而且断断续续参加过两个戒酒互助团体，不过她说她已经超过一年没去了。她在服药，是一个她偶尔去看的精神科医生开给她的。治疗会谈是她父亲送她来的，她说她很害怕外出，她称此为惊恐发作，会觉得整个人被淹没然后不断哭泣，不过，她所描述的听起来比较像绝望。我不觉得她在现在这个时间点能够参加团体。她一直想要找某些能够参加的活动，她曾在某个学校课后活动方案中担任志愿者。

　　我发现自己在治疗会谈中不太知道该跟她说什么，也不太知道要怎么跟她相处。当她说话的时候，我不觉得她想要跟我对话。她似乎说着从以前的心理治疗中学到的语句。她很努力要说什么，我不知道该怎么跟这样的情绪产生关联。也许这是她学到的怎么吸引别人注意或自我保护的方式，或许她一直以来在建立不同的人际关系上都存在困难，但她到底有多疯狂呢？我不时会发现她说的话没道理。比如，她说她记得她在婴儿时期父亲曾虐待她。

治疗师 2：你有问她这件事吗？

治疗师 1：有。我大概是说："有人告诉过你这件事吗？"她说没有，她对这件事有清楚的记忆。

治疗师 3：当你跟她在一起的时候，你都是怎样的？

治疗师 1：我非常小心翼翼，因为她表现出很脆弱的样子。

弗雷德：你有问过她，她有多脆弱吗？

治疗师 1：我没有直接问，我只是暗示。在刚开始某次的治疗会谈时，我谈到我们的治疗工作，在很长的一阵沉默之后，她哭了。她说没有人看到她有多努力，别人不知道走出来有多么难等。我觉得她好像在说："不要要求我。"但你说得没错，我并没有直接问。

弗雷德：我认为你应该提出这个问题。你需要更直接投入，这样你才能找到跟她产生关联的方法。搞清楚她有多脆弱是其中的一部分。有一些是你可以做的，对她有帮助的事，但是如果她这么脆弱，你可能就不会去做了。但你得把这些搞清楚，而搞清楚的唯一方式就是跟她讲话。

但我有点惊讶于你陈述的矛盾之处。一方面从你的语气和使用的话语来看，你的意思是，她若来参与团体，毫无疑问会有问题。但你又说她过去曾做过志愿者，而且还想再去做，她还去参加戒酒团体。在我听起来这中间有些矛盾，我不知道你有没有思考过。

治疗师 1： 我认为我想在邀请她进入团体之前，先跟她有个较稳固的治疗关系。

弗雷德： 但你刚刚对于个别治疗的描述，听起来不像是你非常想要加深你和她之间的关系。

治疗师 1： 我想这就是我不知道该跟她一起做些什么的原因，而且你建议问她到底有多脆弱，似乎是朝向对的方向的一步。

治疗师 4： 听起来你好像已经做了很多假设：她有多脆弱，她能不能承受等。事实上，你比较像脆弱的那个人。

弗雷德： 稍微换个方式说吧。她加入团体之前，先决条件是你必须使你和她之间的关系更深入，这是一个极具专业敏感度的说法。另一方面来说，这听起来像你在说，基于某些充分的理由，你没有特别加深你和她之间的关系。但我觉得也许你该这么说："呃，也许这个团体可以对她起某些作用，这是我做不到的。"这个团体也许比你更能够发现她是否脆弱。因为在我听来，你不是很信任她，也许这可以理解。我听到的是这样。我想也许团体在这点上会有帮助。这个团体也许比你目前，更能使她的情绪显现出来。我们不知道她是否想参加团体，但值得试试。

团体是可以有多种目标的。团体可以以不同的方式被使用。当治疗很难进行的时候，可能不是因为我们是很糟糕的治疗师，只是因为事情就是很难进行——会随着她是谁，你是谁，这世界是怎么样的而变化。也许对你来说，很难传达这样一个信息："我觉得你有点在乱搞"，但团体能够更有效率地做到这件事。我常常看到相同的情况发生在我的案主身上。我有过一些让我很难进行，而我等不及要把他们带进团体里的案主。而团体在第一次团体活动的前 20 分钟就能解决问题，我因此受惠而且感到很惊讶。我自己是做不到的。

所以，也许你可以把内容定调在讨论是否让她进入团体，于是得先谈谈她的脆弱，从她那边了解这是不是她想做的。

我同意你直觉到的，她需要被推一把，以及你在犹豫是否该继续帮助她。我认为她需要在治疗上被推进。而当你说在治疗上被推进的时候，我想到的是团体。

——对话摘自一次督导会

对话 52：沉默的案主

治疗师[*]：社会治疗会怎么对待沉默不说话的案主呢？

弗雷德：因为我只进行团体治疗，所以比较有优势。我不需要跟沉默不说话的个人产生联结，因为我不跟个人产生联结，我跟团体产生联结，一个团体不太可能会沉默不说话。

团体中的某个人不时会问："为什么其他人不参与呢?"这

在社会治疗中大概会持续 30 秒，然后所有人就会换个话题，因为我们的工作方式是集体创造性的活动，人们可以用各种不同方式参与。

但这并不表示我没有不时地试着支持我认为有困难的人。我可以扮演一个角色，去帮助别人讲明他们必须讲清楚的事情。这并不是因为说出来对他们在狭隘的个人层次有帮助，而是因为这对团体的创造是很重要的。有时是肢体语言或他们脸上的表情，或因为我想要听到新的声音，因为不管说了什么，新的声音总是对团体起一个新的作用。在我的团体中大部分人都知道，这些时候，我会对团体中很久都没发言的人说："你有什么想法吗?"他们并不会突然吐出什么很不得了的话语，但会对这个团体的过程有帮助。这个帮助来自团体创造的共同活动，而每个人从参与中都能得到不同却实质的帮助。

——对话摘自某次讨论

对话 53：戏剧化的案主

治疗师报告摘要：督导的开始是由一位治疗师描述某次治疗会谈。案主是一位隔了几年后想再次进行治疗的年轻女性。当时的治疗十分困难，案主生病并住院，出院之后逃出家并说她的父亲曾虐待她，她的父母觉得治疗师站在她那边，所以不让她继续接受治疗。治疗师对此感到非常生气。接下来几年该治疗师和案主没有任何联络。现在这个女人回来了，仍然"精神不正常"，但又"比较好"。她最近跟一个认识不久的男人结婚了，追随男人的宗教并以他的生活方式生活。她经常进出医院。她在服药，并说对她有帮助。她想就她的人际关系寻求一些帮助，她说她"不擅长关系"，总是心情很糟，变得疑神疑鬼。她正在看一个她认为对她没什么帮助的精神科医生。治疗师描述了一些她和这个女人在治疗会谈讨论的事，以及她对这些对话的感觉。

治疗师1：这次的治疗会谈似乎没什么问题，但我还是觉得心里很不舒服，前几个晚上做了几个关于她的梦。所以我想谈谈在之前我帮她的治疗期间，是否仍存在一些未解决的问题。

治疗师2：使你感到心里不舒服的是什么呢？

治疗师1：我也不知道。我们之间的关系很强烈，见到她我心里很不舒服。我不想像以前那样困在我和她的关系中，我觉得这关系是有问题的。

治疗师2：你的意思是？

治疗师1：我过去很积极地要拯救她，现在状况完全不同了。之前她的父母非常疯狂，但他们现在已经不在状况内了，她偶尔才会见到她的父母。我开始思考，我能不能承受见到她这件事，我是不是太生气，我能不能对她有帮助？我觉得自己很脆弱，不像以前一样让她变好。

治疗师3：那会怎么样？

治疗师1：她已经进进出出医院一段时间，所以她有可能再度住院。

为此，我感到难过，虽然这已经成为一个固定模式，这就是她的生活。我得对这件事有心理准备。

治疗师 4：另一方面来说，她说她想就她的人际关系寻求一些帮助。但是感觉上好像当你问她问题的时候，她的回答似乎有点把你耍得团团转，大概是这样，但她却完全没有说明她想被帮助的地方。

治疗师 1：你说得很有道理。在治疗会谈一开始，我觉得我只是坐在那，看她披着一件宗教外袍，我想，这女孩发生了什么事？怎么回事？她似乎好很多了。她在一开始的时候头脑清醒、情绪稳定。在治疗会谈的最后，我的确感觉到分心了，某种程度上我对她的引导毫无招架能力，虽然我不晓得那是怎么回事。她非常聪明而且有魅力，所以我不知道是不是我遇到非常非常疯狂的人就会如此？当中是不是有某种吸引力？

治疗师 2：她是怎么个疯狂法？

治疗师 1：她很自我毁灭而且很不稳定，她在关系中会失去功能，有一半的时间她根本脱离现实，虽然前 45 分钟她头脑非常清醒，有洞见，说了一些有关她父母的睿智之语。但是她说这个故事时感觉有点在操控别人，接近她使我感到紧张。

弗雷德：这有什么大不了的吗？

治疗师 1：我想我是对她对我造成的影响感到紧张，我通常不会对其他人对我的影响感到紧张。

弗雷德：你似乎有一些把这个状况夸张化、戏剧化。

治疗师 1：我觉得我不知道这次跟之前会有什么不同，这是一件很难往前进的事。

弗雷德：好吧，所以这是一件很难的事。

治疗师 3：如果不把它夸张化就很难前进。

治疗师 1：我是不是觉得自己对她没有作用，我是不是想得太严重了？我不知道。就像我感觉被她吓到了。

弗雷德：为什么会夸张得像演戏一样？我不了解。

治疗师 5：我在想是不是一种"拯救的动力"。她回来了，说也许你是唯一能帮助她的人，她是不是把自己弄得好像想要被拯救？

弗雷德：我不是在问她是不是可能夸张得像演戏一样，我不认识她。我在回应的是你（治疗师 1）夸张得像演戏一样。她当然不是第一个你遇到的想要被拯救的人。

治疗师 1：但她是比较戏剧化的一个。

弗雷德：因为她夸张得像演戏一样，不表示你也得这样。为什么你会变得戏剧化？你是不是觉得如果你不戏剧化，她就不会回应你？你对于她回来是不是觉得很兴奋？

治疗师 1：是啊，我是很兴奋。我对她有特殊的情感，我会想到她。

弗雷德：你是不是觉得因为她的回来你就被证明了？

治疗师 1：我是不是觉得被证明了？

弗雷德："我想这表示当初我是对的……"

治疗师 1：也许是一时的，但我不是很热衷于这件事。我的确在质疑自己是否对她有帮助……因为这件事我觉得自己被证明了……

弗雷德：我没搞懂。

治疗师 1：喔，因为她来找我，于是我能帮助她。

弗雷德：我不了解这两者之间的关联性。你说得好像这有什么联结。

治疗师 1：这证明我是一个能够帮助她的特别的人。

弗雷德：为什么说这跟你是否能帮助她有关呢？

治疗师 1：我不知道要怎么拆解开来说，这似乎很有逻辑。如果我不能帮助她，我就不特别了。

弗雷德：到目前为止，这还没发生。现在发生的事是她回来找你。你到底能不能帮助她，都还是个未知数。

治疗师 1：我想答案是，没错，我需要靠她来证明自己。

弗雷德：我不太记得几年前发生的所有细节，但我印象中你为了要能精确地跟她一起工作费了很大的精力。你对于该怎么做、接下来会发生什么事，有一些明确的想法。但其他的力量，也就是她的家庭，强烈反对和抵抗。所以现在你的感想是："我想我当时是对的。"

治疗师 1：就是我对她的想法是正确的。

弗雷德：关于她的家庭渐失影响力，你是对的。她没有回到家庭，她回来找你。

治疗师 1：是的。她在治疗会谈里也证实了这点。她特别说了，我当时对她的家庭的想法是对的。

弗雷德：她证实了这点。

治疗师 1：你是说这点，和我把事情戏剧化了，这两者之间有关联吗？

弗雷德：我觉得这夸张得跟演戏一样。我觉得这整件事就是在胡扯，而你该尽快摆脱这种状况然后开始工作。

治疗师1：我不知道这个家庭是怎么衰败了。

弗雷德：为什么你会提到这个？这和我们正在讨论的有什么关联？

治疗师1：因为我以为你是在说，我认为，她的家庭简直是一团乱麻是对的，但这跟现在的问题不相干。

弗雷德：不相干的是这整件事，我们刚刚谈到的那些感觉。如果你没办法摆脱这些，你就没办法跟她一起工作。

治疗师1：摆脱的意思是？

弗雷德：……就是把那些忘了。我们不知道你当时对那个家庭的想法是不是正确，我们也不知道现在你是不是正确。这整件事夸张得像演戏一样。

治疗师1：我有一些模糊的感觉，就是我深陷在整件事情当中。当你这样对我说，我认为我可以把这件事放下。

弗雷德：她主诉的问题是什么？她想要在哪方面获得帮助？

治疗师1：她的人际关系。

弗雷德：这不算是一个主诉问题。

治疗师1：她说她变得比较好了，而她想要变得更好。她说她不太能感觉到自己，但她能够采纳别人的想法跟价值观，她觉得自己是浮萍。我不知道这是她自己说的话还是她的精神科医生说的话。

弗雷德：她情绪上痛苦吗？

治疗师1：似乎没有。但她情绪变化很大。而她现在很欢欣愉快。

弗雷德：她有怎样的情绪变化？

治疗师1：会沮丧和气愤。

弗雷德：她现在沮丧和气愤吗？

治疗师1：有，有一段时间没有了，但有时还是会。

弗雷德：吃药对她有帮助吗？

治疗师1：药物某种程度上使她达到平衡，让她比较不疑神疑鬼。她也是因为不想破坏跟她丈夫的关系，而她的丈夫希望她持续服药。她觉得他是对的。她曾经觉得其他人都不知道她在说什么，只有她自己知道，那些日子她都挺过来了。6个月来她都没有到这般境地了。她认为回来治疗能够帮助她持续这个稳定状态。

我有个问题。她来到之后说："我没办法跟任何人相处，我无法维持任何友谊。"为什么你说这不能算是一个主诉问题？

弗雷德：如果你说你无法跟任何人相处，但你却一点也不困扰，也许是你根本不认识任何你想要相处的人。如果你来了之后说："有一个我很在乎的人，但我无法跟他相处。"那这就是个完全不同的故事了。

我真的觉得你需要做几个深呼吸，然后把她视为某个普普通通的病人。如果你做不到，我觉得你不该再帮她治疗了。听起来她需要一些普普通通的治疗。

——对话摘自一次督导会

对话 54：帮助危机中的人

治疗师*：你会怎么帮助在危机中的人呢？

弗雷德：导致危机的原因是非常复杂的，但通常来说，真正的核心是对混乱的恐惧——一种令人几乎无法动弹的恐惧。危机的来源，某些是人们受到限制无法看到，某些是人们的极度惊骇。在这领域中的某些人称之为危机瘫痪（crisis paralysis）。人变得受到了限制，因为他们无法看到他们其实能够施展，或成长，或改变，因为要看见这个，他们必须让自己置身于他们感到陌生的某种程度的混乱。

　　当我治疗那些感觉自己被处境压垮的人时，我通常会对他们说："你有想过这样做或那样做吗？"我这么做是在解构和重新建构造成危机的处境。当我这么说的时候，他们会觉得我似乎是在说理所当然的话，好像我在说："我正处于危机之中，并在思索如何解构这个创造危机的处境。"当我帮助在危机处境中的人时，有时是帮助他们以一种新的方法来建构事物，因而要让自己置身于危机的结构来源，同时我会协助他们通过在此时必须面对的混乱。在我看来这是解决许多危机最有效的方式。

治疗师*：所以混乱，是无法动弹的状态的解脱之道？

弗雷德：是啊。当人处于危机中，我会把他们带往混乱。混乱是我对危机的治疗方法。我已经这样做很久了，我觉得很有效果、很有帮助。因为人们面对某种处境的僵化反应，才是造成危机的原因。我不是说那些处境不困难，而是当我们身处危机的处境中，我们会被淹没而变得无法处理的这种状态才是困难的。而混乱，我认为会是个好的治疗方法。这就是为什么我觉得历史是个治疗方法，因为就某种意义来说，历史是纯粹的混乱状态。如果你一头栽入历史当中，你就在探寻混乱状态的路径。所以对我来说，混乱是好事，混乱是一种工具，我觉得这很有用。

治疗师[*]：那么，你不直接处理危机。

弗雷德：人通常来寻求治疗的时候会说："我想要谈谈危机。"我会说："我想要帮助你处理混乱。你可以谈危机，你在这里可以谈任何你想谈的东西。但我的逻辑是不去处理危机，除非我们用创造混乱来处理危机，让我们来创造混乱吧。"

治疗师[*]**2**：混乱对你来说是什么？你怎么处理那些像毁灭性而不像创造性的混乱呢？

弗雷德：我不太把混乱分成比较像毁灭，或不像毁灭。我知道这是一直以来的一种隐喻，有些人会说这是事实，但有人认为是事实的东西，有些人则会认为是隐喻。稍微夸张一点来说，如果有某个东西是，或是别人认为是真正的混乱的话，我觉得你无法说它是具毁灭性的。因为混乱只是代表你不知道它会往哪个方向走。混乱和毁灭性，还是有某种程度的不同。混乱的意思是，它基本上是不可预测的。而毁灭或具毁灭性，是无法用不可预测来定义的。

我不是说人不会具有毁灭性，人当然会。但我不相信混乱就会带来毁灭。会产生毁灭性行为的是其他东西。在"满天星才艺表演联盟"方案中可以看到这点。"满天星才艺表演联盟"是一个很成功的反暴力的方案，而制造混乱是创造这个方案很重要的一环。如果事情变得暴力起来，也就是具毁灭性的话，我们该做的事是停止暴力和防止人们受伤害。但我不觉得要做抑制混乱这件事。很多人告诉我们："如果你们让混乱继续下去的话，就会变得具有毁灭性。"我们的经验却恰恰相反。大多数时候，通常是整个方案组织过程中产生的混乱，而人们却不分缘由地抑制那些混乱，事情才会变得暴力或具有毁灭性。我不想去强调这是个理想的理论，但这是我们的第一手经验。

在社会治疗中也同样如此。通常在我的团体中，当事情变得激进或开放的时候，我通常可以感觉到什么事正在发生。因为我环顾这个房间，会发现很多团体成员因为事情失去控制而受到惊吓。失去控制这件事让我觉得很有意思。多数人在大多数的团体情境中会有一种抑制机制，降低了这个抑制机制而产生的混乱——如果从一个模糊的功能性的说法来说的话。如果你很单纯地停止了这些抑制作用，你就会开始看见创造性。不只是在个人层面，更是在社会层面。人会以更具创造性的方式跟别人产生联结。我指的创造性不是写诗或写剧本，我是指人会比较不受限地执着于自己要当什么样的人，而"成为某人"对我来说是一种很基本的防御机制。没有什么比一个人硬要表现出迎合人们看待自己的样子，更使人自我防御的了。如果人们可以突破这点，那么他们就可以展演出任何他们过往无法展演的样子。

我不是在说这个人的整体情绪状态会改变——虽然我的确相信我们有能力创造出新的情绪——而是这个人怎么展演这些情绪将会有根本的变化。有时候就如同人在做一些他们从来没做过的事。我觉得他们在做某些事，不受某些事一定要这么做的概念限制。并非人被压抑的时候就不会有热情，而是他们表达的热情不太一样：被压抑的、有保留的，那是不一样的热情。

你知道我在说什么吗？如果你把脚放在刹车上，跟你没把脚放在刹车上的加速度会是不同的。在这两种状况下，车子的行进方式也会不同。机械原理运用在人类活动中也是同样的道理。如果你总是抑制正在发生的事，即使你想要表达一些事情，表达出来的也会完全不同。在一个规范抑制人们行为不太发生效果的环境里，人们会觉得一片混乱，因为我们太习惯于用规范来抑制人们了。我们变得很依赖规范人的东西，如果没有这些东西，我们会觉得很害怕。在我的团体中，我们有共识且一起创造某种混乱，这混乱提供给人们一个可以冲动地做平常不能做的事的自由空间。我不是说："好吧，这是一个可以愤怒或随便怎么做都可以的机会。"不是这样的。这不是一个个人式的活动。

在我看来，似乎单凭一个人是无法制造混乱的，混乱是一种集体创造出来的东西。当人们以民主的方式达成共识，你们会有团体冲撞创造新的社会展演的美妙时刻。这其中的重要意义不只是人们可以共同创造美好联结，同时也使我们发现我们有能力做到那样的事情。这是社会治疗中很核心的学习：你能够创造混乱的时刻，并从混乱的时刻中创造出新事物。如果人们能从其中学到这点，我就觉得我差不多做到所有我能做的了。

——对话摘自某次讨论

9　社会治疗整合性讨论

A. 社会治疗与精神层面

对话 55：让我们的文化更有人味

治疗师*：我震惊于我看到的社会治疗社群中的发展和信仰团体中的
　　　培育（formation）两者的相似性。旧有的测验、分类、诊断和
　　　治疗等心理学方法不禁令人想起 20 世纪 60 年代以前的教学
　　　与传授方法。还有那种问答式的死记硬背的学习方式，那种
　　　只有好、坏之分的观念，那种宗教团体中的成员与智者或领
　　　导者之间的异化。

　　　　社会治疗的方法——展演，成为不同于原先的自己（革命
　　　性的活动），似乎与教堂中新的培育方式雷同，培育/发展正
　　　如同人类/精神性活动，这一展演是团体中的成员与领导者共

同创造的。我发现发展/展演的方式大大地丰富了生活中人性及精神性的层面。你对此有何评论呢？

弗雷德：我同意。我认为社会治疗不过是值得关注的全球性文化转型当中的一个要素。这有些讽刺。人性化的过程应是发生在 19 世纪跨入 20 世纪时，好吧，很明显那是不成熟的——相较于 20 世纪来看，你很难回头把它看作一个伟大的人性化的世纪。如果非要说的话，你可以说那个时代将物种带到了绝对的深渊。然而，20 世纪已出现社会文化转型的开端。我认为 60 年代是很重要的，60 年代人类在文化及精神层面上的影响是远甚于政治的。如同在最好的时候，也会有最糟的状况，我认为当时某些论述是试图与人类的精神及人性对话。但这并不是转型发生的唯一领域，在很多其他领域中也发生了，在宗教社群中发生，也在文化社群中发生。我认为我们好不容易才开始看见某些转型的影响。

我认为科学中的二元对立以及普遍性的概念正开始面对文化转型。这一切并非要消灭现代科学，若是那样也很奇怪，科学已经有太多成就无法被消灭。科学的成果很深厚而且毋庸置疑会持续下去，我当然也希望它能持续下去。关于人类的成长，这个在 19 世纪占主导地位的社会理想，在进入 20 世纪后已被扬弃了 20 或 30 年。在 19 世纪末 20 世纪初的知识书写中，充满着有关人类进步的观点。出于某些好的理由，那些都已被扬弃了。

　　一种文化性地理解科学的方式是：科学是来攻击这个世界最糟糕的特征。在这点以及其他很多事情上，我对科学充满感激。另一方面，现代科学经过了近500年已经逐步形成了自身的狭隘性，这让它只想与特定的人类需求和成长形式发生关联。但现在针对主导的理解模式开始出现了新的批判——在文化性及精神性上，有很多试图去挑战这点的努力正在进行。社会治疗不过是这些长期持续的努力中极微小的打头阵的一支，但我仍旧对于人文主义可能会有"最好的一天"感到乐观。当然，那也可能是我太天真的看法。

　　我认为许多因现代科技而发生的事情非常精彩。好几周前我在电视网看见一个名为"新新闻"的节目，它是借由网络传输的。这是一个全新的现象，因为新闻不再只是由权威报刊决定。有些人对此竭力反对，但我却认为有新的故事是一件很棒的事，即便当中有些怪异、荒谬，这很好。对我来说，这就是开放民主所需付出的代价。我长期站在"每一个人都有权利成为一个傻瓜"的立场。在这个国家，这是最基本的人权。只要不对他人造成明显的伤害，每个人都应该拥有成为傻瓜的权利。科技正是符合这种正在渐渐发生的广泛的社会文化的革命。如果在我有生之年可以看到改变，我会很高兴。谁知道呢？这些将会在我死后很久才会被确定。

　　重新回到你的问题，我不是宗教团体的专家。我视我自己是一个重视精神价值的人，但我与宗教团体几乎没有直接的关联。我尊重宗教信仰，喜欢并且在乎其中的人们。我只是没有直接与其有关，但这之间还是有些重叠之处，我不曾属于正式的灵性社群，我处在边边角角，我完全是个边缘人。

——对话摘自一场座谈会

对话 56：给予的活动

治疗师[*]：我已经在灵性之路上追逐多年，目前我正在学习瑜伽冥想法。当我学习社会治疗时，我注意到一些与灵性相似的信念，特别是去二元化的理论。另外，量子物理学家已经发现对于独立性的主张是一种错觉，对此，可以请你发表评论吗？

弗雷德：我同意你的看法。近几年，我们对灵性的讨论越来越具自我意识，远甚从前。我认为灵性与人类成长之间存在一种强而有力的重要联结。21 世纪的绝大部分时间里，正统心理学做的事便是从纯粹的行为或纯量化的方式来试图理解改变、发展、成长等议题。我认为那在很大程度上注定是失败的，因为人类的成长在某些根本方面是精神性的。我并非借此提出任何特定的宗教观点，相反，我指的是人类的成长部分要依赖参与从事特定社会生活的活动，与他者及世界的其他部分在精神上交互联结是人类的养分。若压制这个部分，若抱持我所谓的过度的个人主义——这已经主导了我们广泛的文化以及心理学甚至更多——我们将在人类生活领域上被剥夺。

　　我并不是要反对宗教，但我认为宗教并没有在推进灵性的主张这方面做得太好。也就是，宗教不做，学校不管，心理学置之不理。人类生活的整体层面被消除了，这是不得不处理的事情。

举例而言，虽然某种程度上有些琐碎，简单地说，我仍旧认为人类有分享给予的心理需求。我认为这不是个道德问题，而是情感问题。若人们被剥夺了给予的经验将会成长得单调、乏味，但我们身处的大环境，常常以各式各样的方式持续强化我们不要成为一个给予者，而要当一个获得者。

我认为在我从事的治疗中，大部分情况是人们学习到了如何彼此分享，为整体环境付出心力，并探究和体验在那种环境中成长代表的意义是什么，这是精神层面的议题。我认为心理学因为回避这个部分，反而大大帮了倒忙。是的，我知道对灵性抱持着某种态度是有危险的，但只要对任何一事情有特定的态度都会有危险——我觉得我们不应该因为核能有危险而回避核能的发展。我认为我们应该要找寻有发展性和成长性的做事情的方法。

精神层面是其中之一。目前已经存在一个明显的误导，让我们远离精神层次，在心理学领域尤其这样，在一般的科学中也是。我认为这是文化上的问题，最终必须被纠正。20世纪初，心理学曾有一个明显的转向，逐渐偏好自然科学的模式而远离有关精神层次的任何事。你或许可以说在某种程度上这在某些方面是有用的，一些正面的事情由此而生，但我认为，也有太多的部分因此而失去。我认为精神层面存在于社会治疗许多细微之处。

——对话摘自一场座谈会

B. 社会治疗与身体工作

对话 57：按摩的语言

治疗师[*]：我如何将社会治疗带进治疗性的按摩工作中呢？你对于触摸的肢体语言有何想法？是理解情况的、进步的、发展中的、促使发展的触摸，可以有潜力地发展成为变革的社会关系吗？

弗雷德：基本上，我并不知道。我确信你一定知道得比我还要多。我的确不想将这类工作过度理智化，因为它的美就在于它并不是理智的。

或许你可以多试试这个方向：如果你和工作对象能够找到一种方式，可以创造性地产生对于身体接触过程有更好的理解，或许我们可以深化身体接触以及那些因触摸而来的发展。

我有过很多次按摩经验，我与很多人一起做过很多按摩，我认为那真是美妙！我发现其中缺乏的一件事，我也试图带进去的是，看看我与工作对象是否能够更了解按摩有效的原因以及机制，而且不是那种远远的，只在认知的层面上的了

解，而是情感性的、人性化的，用特有的触摸的肢体语言来
形容。我认为就像你指出的，语言就是问题的关键，因为它
容易造成距离。

当我在编《那间店铺》（*The Store*）这场有关于舞者的剧
时，我跟一群人一起花了两年的时间来创作这场戏的背景。
我和另外三位女性好友所做的大部分事情，就是努力地琢磨
语言。我们花了好几个月的时间对彼此说脏话，并体会当我
们听到某些字眼时是如何回应的，以及我们在当下的情绪等。
这是我耗费两年时间完成这出剧过程中极为关键的部分。我
认为这出剧很大程度上获益于此。

这就是在治疗过程中必须学习的事情。人们必须更了解
彼此，且必须在彼此身上学习到这一点，包括学习使用让双
方都能感觉舒服的语言。有时候我们必须去创造语言，我们
必须创造意义来学习该如何彼此对话。这个过程里头重要的
部分，就是更了解事情是如何起作用的，并把它表达出来。

若能在按摩活动的特有语言里，深化我们对于过程的理
解，或许是有帮助的。我所说的并非是轻拍肌肉的这个动作，
而是在说触摸如何发挥作用这件事。在现在的文化中，我们
往往对于触摸这件事如文盲般一无所知。在 1960—1970 年我
与一位非常棒的男人一道工作了 10 年，他是我的按摩大师之
一。亚兰（Alan）是一位极为可爱的男人，也是个狂野、怪异、
疯狂的家伙。亚兰身高 1.57 米，他曾是一位舞蹈家，在他 60

岁时还拥有极其强大的力量和令人难以置信的古怪，他简直就是一位天才。我第一次见到他时，我无法让人触摸我的胸膛。我对于自己为什么会这样有一些分析性的理解，但我依旧无法接受。

当我第一次见到亚兰时，他立即发现了我的这个问题。当时那堂课有 4 个人，上课的方式是我们先做一些动作，而后我们躺下，他便逐一为我们每个人做个别的按摩。所以我做了这个动作、那个动作，然后躺下。当时我只穿了短裤，没有穿衬衫。而亚兰像个疯子一样走向我，他靠在我的胸膛上掉眼泪，这真是超乎寻常，我记忆犹新。之后几年我们便以此方式进行，他后来治愈了我，但并不是借由使用有距离的语言，而是由于他做的事情，以及我们一道工作、讨论这是什么及这如何有用。这真是令人难以置信，这迥异于我人生中经历的任何事。这或许与你所做的并不相关，但这是浮现在我脑海中的想法。

有人说，事情顺其自然就会发生了。我的经验是如果你不做，那就是在浪费时间。就像我说过的关于改变。如果你还不打算改变，就别询问有关于改变的任何事，因为这并不会带来任何变化。

想要改变，你就必须做出改变，这是有关于发展的至理名言。你得下定决心。

——对话摘自一场座谈会

对话 58：心智、身体与主体

治疗师[*]：脚、手、耳朵、眼睛的虹膜、舌头、牙齿，这些及其他的身体
部位都可以为评估和治疗提供有帮助的、关于人们身体状况的
信息。此外，血液、尿液、粪便检测则是西方医疗中对于身体状
态进行解读的方法。

物理学家表示整个宇宙是以一种全息影像（holographic
image）的方式运行，任何一个部位皆能提供整体的图像。有
鉴于此，我们可以看看人类系统以及地球自身的状态，在人
类身体及地球母体之间存在一些明显的相互关联：地球上的
森林犹如身体的肺部，河流、溪流、内陆运行的流水犹如循
环系统，沼泽、低洼地、湿地犹如淋巴系统，岩石则是骨和
骨骼系统，土壤则成为结缔组织。

所有这些似乎与这个社群推动的内容相呼应，即心神并
非仅属于个人内在的部分，而是一种共享的经验，这在自然
界也相通。举例来说，呼吸是森林与肺部共享的经验，而河
流的蜿蜒则如同我们血液分布流动的情况。

到此我有个问题，这是一个我想要发展的想法，特别与
按摩/身体工作/健康/触摸有关。我即将提出一份给一般听众
的该如何给人按摩的手稿，我想将社会治疗纳入、整合进内
容中。你对于社会治疗的全息本质（holographic nature）以及
身体与心灵，地球与人类之间的不可分割性有何看法？

弗雷德：所谓"心智"与"身体"的指称是扭曲的，似乎在说把这两者重新再组合起来。首先，我的反对意见是这两者从一开始就不是分裂的。

我们倾向把自然看作某种非人造之物，我不认为有任何客观化的自然，我们对于自然的看法绝不可能脱离我们的理解或是社会如何定义自然。我认为将自然物化，令自然成为一种缺乏主体、非历史的存在，是非常严重的问题。

我不认为有任何经验是超出主观经验而存在的。很明显地，借由抽象、自然的形象、一些具体的形象进行创造，这不仅在西方文化，在其他文化中也是一种非常强大的拉力。人类对这些形象有着强烈的需要，以便在某些特定情境做出对这些形象的投射。我不认为这是健康的拉力。

我们拥有的是一个不间断的持续的历史进程。这个历史进程在某些阶段已经内含复杂的诠释，即将客观特质赋予某些信念。我认为，当我们只相信现象之结论，将是危险的。我认为交通标志是立意良善的，它们协助我们通过马路，我们拥有它们是好事。但当我们与交通标志的关联远超过当初的设计（人类设计交通标志这套工具只是协助处理混乱的大都市），我们将惹上麻烦。我认为我们陷入严重的道德、社会、文化问题中。

我与自然间的困难与此相近。我能理解你对自然赋予的统一性位置，但对我来说，就理解相互关联方面，历史的主体才是基础。我们拥有的是我们历史的、主体性的生命活动，对我来说，任何与此背离的努力都是有问题的，因为我不认为有任何事情可以脱离这个部分。

关于统一：统一不需要将任何事情客体化。我们可以在历史的主体中得到统一，我们在共享的活动中、在主体性的历史活动中统一，我们在生命的活动中统一。如果你愿意，我们并不需要第三种元素来统一其他元素。我们凭借着事实而统一，除此之外没有其他的。

现在，人们会说："你是如何知道的?"我并不知道；人们会说："或许有其他的可能?"当然或许会有。对我来说，我仅能分享的就是社会统一的基础，就是人类进一步发展与成长的根基。

简而言之，我一点都不相信心智与身体，所以我不需要去统一这两者。

治疗师*：你怎么会说没有客观的自然呢？我们看见山，不正是因为山在那里吗？

弗雷德：是的，我认为我们看见山是因为山在那里，但我不认为我们知道"那里"指的是什么。我们人类总是自命不凡地坚持我们知道"那里"指的是什么。我知道有山的存在，我只是不知道这代表什么，而且我不认为我可以知道其意义。山从来都不执着于自己被看见，我不知道为什么人们总要执着于我们能看见山。山即便不知道任何有关人类的事情也能过得很好。

我认为我们其实近似于山，但我们有过度聪明、过度追求卓越、过度好奇及过度病态的这些特质，总是能够想出复杂的诠释性描述。即便那对我来说似乎也没有问题，但我们往往将那些描述等同于是什么（what is），我发现这才是非常麻烦的一个环节。

治疗师 1："山在那里"似乎是一种无伤大雅的陈述。

弗雷德：我并不这么认为。人们曾因说出别人没看到的事物而遭遇不幸。曾经，说出"是什么""不是什么"会给人们带来极大的幸运，也可能是不幸：你若说地球并非是宇宙的中心，你将被视为异教徒！还有什么可以比这更明显？我们可以毋庸置疑地确认山在那里，正如同 12 世纪的人们确信地球是宇宙的中心。我不愿意成为"山在那里"这种简化观念的受害者。我认为这根本就不是一个所谓简单的陈述，现存的陈述是非常复杂的，具有深厚脉络化的历史。

我最喜欢的引用句之一是摘自伟大的美国原住民英雄克雷齐·霍斯（Crazy Horse）。他曾对美国政府表示："人不会卖掉人们行走之上的土地。"现在，结果证明他是错的，但他所说的其实是相当正确的。你怎么把土地卖掉？那是我们走在上面的地方。这才是你与土地之间的关系，你在土地上行走，你因其而稳固。那么，将土地卖掉是什么意思？但我们的现有制度中最关键的核心元素之一却是土地能够被售卖。然而，为了将土地出售，就必须以某种特定的方式来描述它，否则你无法将其出售。因此即便是简单的现存陈述，都是非常复杂的，而且它们掩盖了那些有害的且具毁灭性的深层概念之间的链接。

"那里"这种描述之所以棘手是因为调用了复杂的、人为的、诠释的以及方位的机制。维特根斯坦在其精彩的著作中指出即便是最简单、广泛的定义都调用了非常复杂的概念。举例来说，"指"这个动作——我正在指着你这个动作，只有在你把我的手指理解为指向正确的方向时才成立。地点的术语则需要在地理方面对世界有一个整体的地图，这交替着与各种社会文化的诠释与意义相关。根本不会有什么简单的事情，你不能将简单的话语从整个文化的论述中孤立出来。

若你对我说："第 57 街在哪?"我会告诉你，我只是不知道我所说的到底是什么。但那能够让某人由第 14 街走到第 57 街，这很好，对此我并无异议。要理解我所说的客观事实是个麻烦事，需要有个飞跃。就我的观点，客观的真相让我们陷入麻烦中。该如何到 57 街? 没问题。

治疗师*1：将你所说的应用于我在身体工作中遇到的人们，与客观的真相保持清晰的距离，或许会是有趣的方向?

弗雷德：是的，就身体工作方面，这或许是个重要的方向。我在这方面的涉猎不如你多，但我真的认为与人们进行身体上的工作时，如果你愿意的话，更了解这项工作的历史及身体工作本身的主体性历史，是重要的基础元素。千万不要陷入把身体物化，而应该投入更多的心力在人们的主体性上。

举例来说，现在我在医院做透析，一周固定接受三次治疗，我有很多医生、护士和技师，他们都是很乐意付出的体面的人，我在乎他们，他们也关心我，而他们也在很多方面帮到我，但他们却只有对身体的敏感度，而缺乏对历史的敏感度，我每周二在他们面前就只是具躯体，他们知道我的名字，治疗我的身体，在这部分他们做得很好。但他们只治疗身体，却不在乎病人的主体经验，而且他们也不在乎历史，他们忽略这些与病人的主体经验是密不可分的。

我在那里就只是个躯体。我再一次强调，他们并不是坏人，他们和蔼、可爱且照顾我的身体。他们了解身体却不理解历史。他们不清楚这两者之间存在一种关联，昨天和之前发生在你身上的事情与此刻世界正在发生的事情之间是一种主体相互关联的复杂整体。这并不在他们的本体论范畴中，他们觉得有义务去限制这个部分，他们不要听到病人的主观经验，因为那对他们有害无益，这就是他们的观点，而我只得去接受。

但我认为这些复杂的相互关联的历史的主体性，是极为关键的组成部分，如同其他阐释性的关系。是的，我认为协助人们更留意关系这件事是重要的，不只是你与工作对象之间的关系，而是人类联结网络的一部分。

我经常做瑜伽，我很喜欢，而且瑜伽对我有很大的帮助。

我有一位极棒的瑜伽老师，在我们一同工作时，我最喜欢的一件事是我们持续并试图体悟在关系中我们对自己和其他人的身体的感受，因为那是你对自己动作和你在其中如何反应的重要组成部分。你如何回应你自身的身体动作，反映了你如何回应各种事情，包括那个动作的历史关系，不只是在那个房间里，也是在你的生活中。若是你要用最简单的语言来说，即"你感觉如何"以及"你对于你现在感觉的感觉"，这些都与你的身体直接相关。我时时刻刻都感受到这些。

　　我们的相互关系，是广阔的人类之间的网络的一部分，也是在那个房间、那座大楼、这个世界乃至我们人生里正在发生的事情的一部分。我们的关系才是这个工作中重要的部分。若能见到这方面的著作将很有趣。

治疗师*：那真是有帮助，因为当你走进瑜伽教室时，往往会听到指导者说："将每件事放下，这是冥想的时间，只要存在于当下。"

弗雷德：我对于冥想有不同的想法，对我来说，冥想并非是将每一件事拒之门外，而是让任何事存在于"内"，静坐中"拒之门外"的理论并非是我在意的，我认为这在字面上就是行不通的。冥想的不凡之处是能够涵容、不检查、不抑制心智，更与世界合一。我认为当你把世界拒之门外时，并不会与世界合一。

　　冥想时，我认为应该试着不去想任何一件事情（anything），而是要想所有的事（everything），把整体作为考虑的对象。在冥想中重要的是去找到一种方式，若你可以的话，放下执着。绝大部分我们称为在想的事情其实是烦忧，而烦忧并不能够让人的心胸开放而成为世界的一部分。你必须超脱烦忧，因为烦忧只会将心智封闭住。当你烦忧时，你便是将心智视为基础且最重要的，如此便会被自己的心智卡死。

冥想让我们与世界联结，并让心智自由，成为与"世界同在"那自由且动态过程的一部分。当我冥想时，最有价值的是我不让烦忧控制了心智中发生的事情，我感受到与生命的靠近。

该如何远离烦忧呢？答案是：社会性。人们必须接受并且思考一切世事均属于社会性的这个事实，即便你独自思考也是如此。觉知是主观的、社会性的经验。烦忧在我们的文化中是一种进一步定义自身独特性的力量，烦忧的过程压根儿就是"这是我的，且仅属于我"的概念。当我冥想时，就是在努力超越这点，让心智成为社会性的世界的构成，一种主体的、历史的世界，在这里事情是持续进行的且是共享的。

正如同当大家都在观看相同的电影，我们每个人会有不同的经验，但我们并不会因此说我们在看不同的电影。我认为生命也是如此。烦忧是一种占有。而冥想，就我所了解的，是放下占有的一种努力，即便是对于心智的占有。

治疗师 2：你所说的是不是关于"把心净化、净空心智"以及"堵滞心智"这两相抗衡的问题？

弗雷德："把心净化"是一个含糊不清的词，我们既可以通过尝试把诸事隔离在外，又可以通过让诸事存于内部，合一，进而达到把心净化的目的。

治疗师2：你似乎是可以用客观性这个词来替换烦忧？

弗雷德：我想是的，我认为烦忧是客观性的内部形式，是我们内在如何客观化。客观通常意味着我们外在的作为，但其实客观性也有一个内部的形式，而你将之定义为烦忧，我想是对的。我们有很强烈的拉力去把特定的东西具体化，有时结果不错，但也有一些非常病态的结果。我们创造个体化的独特性，然后通过复杂的过程将它们重新放在一起，去看看从来没有被分开的事情，在我们将它们个别化后怎么重新联结。

　　在某些方面，这是我对于人类的悲剧所做的最简略描述。我们聪明地将每一件事情分开，而后甚至更聪明地再试图发展将事情联系起来的理论。这毋庸置疑是我们人类霸权的来源，也是我们病态的来源。这令人类在某些方面达到卓越的进步，我不想以道德的角度使用这些字眼，因为我认为这些皆与人类有关，但在某种意义上，则与其他物种存在一种权力上不对等的地位。很不幸地，我们以这些力量摧毁破坏环境，更不用说对其他物种的迫害。但那的确也有正向的影响，不过它也是极度病态的。有任何方式能够摆脱吗？它能把我吓得要命。

治疗师1：就历史的角度而言，医疗照顾并不总是被局部分化的。2 500年前，即便是今日在东方世界的某些地区，那种模式并未被使用。这是怎么回事？

弗雷德：嗯，特殊细分的模式运作得更好，科学在解决人类的需求方面也做得更好。如果阅读《现代科学的起源》(*The Origins of Modern Science*)这本书，附带一提，这是一本很棒的书，你便可以了解这是从何而来的。我并不是在质疑它的成功，我是在质疑成功付出的代价，我并不认为我们必须抛掉成功，我并不是提议一些理想化的潮流，如我们停止认同"山就是在那里"，我提议的是当我们如此做的时候，我们应停止以为我们知道我们所说的是什么。我对于现代科学没有任何问题，我认为那是一项卓越的成就。

或许我是个最天真的理想主义者，但我认为人类能创造事物，而不将它们放在架子上或墙上或最终将它们变成商品。我以为在人类力所能及的范围内，可以创造事物却不必然要将所创造之物转换成商品。我相信这是有可能的，是明天吗？不。那将会在我有生之年发生吗？当然不会。它能发生吗？若不会，若我们不能朝向那个方向，我认为人类的发展已到达尽头。

——对话摘自一场座谈会

C. 社会治疗与医疗

对话 59：创造健康

治疗师*：我已经在从事一些工作，包括在医疗对话的过程中，以叙说的方式与病人一道工作——询问前来的人们他们是谁，从何而来，他们的信仰、家庭、社区、文化，他们在工作和家庭中扮演的角色，以及疾病如何影响他们的生活与关系。研究文献中指出"病人—治疗者"互为主体的关系形式，让病人感受到自己被当成"人"理解，有益于健康的提升。叙说的医疗领域已经发展出这类介入形式，也就是期待临床医师以"人"的视角看待病人的故事，减少原先以客体化的方式看待病人，你对于这种工作方式有何看法？

弗雷德：我非常同意，但请容许我再往前延伸一步。为何上述所说的互动不能是人们一同来创造健康呢？我不解为什么这不在你的清单中，你似乎依旧在接近沟通的位置上，我认为位置是医生、护士、技师、病人面对面彼此相互联结，能够对每个人创造更好的健康，且必然对被认定为病人的人们有益。医疗模式的缺失是将病人提供的独特主体因素排除于此模式中。

我认为我们必须朝向一种更具创造性的互动，包括我们工作对象的主观反应。每天，我在透析中心见到工作者被训练成对病人带进来的主体因素视而不见，病人非常知道该如何描述（自身的情况），而医生也非常了解他们正在谈论的内容，但却因为不符合医疗范式，而无法接纳，因为它是次要的。

所以，我同意你所说的，我愿意推进你以各式各样的方式创造健康。我认为在现存的模式中(上述我所说的)，是没有被充分重视的，相反，我们很容易赞同人们彼此进行抽象的交谈。我不认为我们真想让人们抽象地交谈，而是只想让人们带着确切的目的来交谈。我们是一同参与一项社会活动，这个活动是为了帮助人们处理他们的身体状况。

治疗师*：你如何判断改变的发生？什么可以让改变发生？

弗雷德：我将举出一个实际的例子。我认为人们不应该被训练成将血压视为每半个小时在机器上显示的数字。我认为绝大多数进行透析的人们主观上清楚知道自身血压发生的改变。许多诊疗，皆是精确地以仪器所显示的记录作为依据。这些工作人员并非是糟糕的技师，他们恪尽职守，但他们却看着仪器并表示：“你的血压正常，是153①。”因为我的哲学训练，我则想说：“等等，你并不是指我的血压是153，你的意思是机器显示的数字是153。”在某种程度上，这是一个简单的例子，听起来也容易更正，但事实上一点也不容易改变，因为这就是人们被训练的方式。过度认同仪器上显示的记录即是人体的状态，这是如此根深蒂固，以致若我对技师说：“你可以将按钮按下再次测量一遍吗？因为那不是我现在的血压。”我可以肯定他们无法理解这段话，他们的脸上将会浮现：“等一

① 正常血压为舒张压为70～90 mmHg，收缩压为120～140 mmHg，此处所提到收缩压153 mmHg，已较正常值高，为非正常状态，此处翻译仅尊重原文未修，特此说明。——译者注

下，数字就是这么说的！"

我们正在挑战一种范式。那只是这类无尽的琐碎例子中的一个。我不知道这是否与记忆力有关，但医生周而复始似乎不记得……有一周他们告诉我，他们必须降低我的体重，接下来的一周，在极度相近的状态下，他们告诉我必须提升我的体重，他们对此没有任何记忆。我知道他们替很多人看诊，但为什么他们不愿参考病人的感受？有一些偶尔会出现的提问："你可以负荷多少的液体(fluid)？"那真是令人舒心的美好一刻，病人清楚知道他们能够负荷的程度。

我并不是说这些数字不重要，我说的是我们必须想出一种医疗模式，将这两者以有趣的方式结合起来，而我会对此有所抵制，是因为实证、经验/实验室观察、简化的态度，实质上是在说："我并不是真的想知道病人在想什么。"

创造这类模式的困难在于必须融合两种在本体上迥异的事物，即主观的报告和经验主义的、客观的报告。我们必须下定决心找寻一种方法来混合这两种明显不同的事物，而这么做将与现有的方法论相对立，不只在医疗方面，而几乎是生活中的每一个层面。实证研究的基础法则将每一件事情分解成雷同的单位，以便之后能混合它们。所以，病人的主观看法与医疗设备的数据不同，就肯定违反这个原则。它们不只不同，它们根本是不同类的事物。这是一项创造性的任务，进步的医疗必须对此达成协议：我们该如何把那些不同类的事物放在一起？在理论的层次上，那是个艰难的工作。

——对话摘自一场座谈会

对话 60：医疗制度的内部与外部

治疗师* 1：目前我与接受内科治疗的病人谈话时，更偏向哲学性的对话而较少以他们过去习惯的告知信息的方式进行，这对我来说是非常重要的改变。医疗的本质正在改变——医疗的不确定性正在增加而且被认识到，并重新重视治疗的伦理与人文要素。我在某处阅读到关于医疗的历史自 1880 年后就未曾改变过！我们该如何教导医生与病人对话时应该具备哲学与方法论的层次呢？

弗雷德：我不同意这种改变来自医疗体制。我认为是病人带来你所说的那些改变。我想社会正朝向后现代发展，对一切都造成影响。但相对来说，我认为那对医疗造成的影响比较少。你指出医疗面谈的模式自 1880 年后便未曾改变，医疗其实是相当传统和标准化的。你会在教育制度内发现相同的情况，无止境的学习显示学校学习的基础模式与 150 年前相同。我认为在此我们讨论的改变必须来自社会的转变，而那些长存不朽的体制或许将不得不对这类改变退让。我深信范式的转移必须源自社会大众，我不认为那会来自长存不朽的体制，因为范式的转移不是它们的利益。

清楚知道你所见的改变来自于何处是重要的，否则，你

会产生一种错觉，还自以为在医疗体制中能够前进到你其实
到不了的地方，而那将会白白浪费你重要的精力。这并不是
说我们不该生产论文或是在会议上发言，而是我们不该带着
错觉。用最简单的政治语言来说，若我们想要实现长期的改
变，我们必须朝向能够在社会大众中促进革命性的组织活动，
改变是从那里来的。接受后现代的变革，并试图将此转化成
大众化的革命活动以进一步发展转变，会需要一个过程。声
称我们将直接从现代主义的体制走向后现代的改变，这是一
个非常大的错误。我不认为这会发生。这未曾发生过，且未
来也绝不会发生。现存的体制对于社会改变是一种反动的势
力，我知道这么说未免有些概括化，但我的经验是它绝不可
能以那种方式发生。

治疗师*2：当我去看医生时，我想要医生跟我这个人说话。这几乎是
不可能的。人们想要得到不同于医生看病式的对待，希望能
够被倾听，有不同于传统模式的选择。

弗雷德：病人不单单是想要不一样的选择，他们正针对彻底的后现代
文化提出不一样的一些要求，但医疗专业或任何其他专业无
法接受这些要求。这些体制并不打算对此保持开放，它们只
打算在现存的文化范式中永久存在。我并不是对此吹毛求疵，
而是不期待深刻、有质量、革命性的改变会在这个过程中产
生。不会的。当人们问我他们应该在医院或学校或精神健康
中心里做些什么，我会回答："在你所在的机构里尽你所能地

做到人性化，具有创造性，但千万别带有一丝幻觉，以为那
将在机构内带来改变。若你想要带来改变，你必须做本职以
外的事情，支持其他努力，并与他者互相结合。"我也不认为
变革会在其中一个场所发生。改变必须是混合了两者：在体制
中的实践工作与在体制外头的革命工作。当肯·格根(Ken
Gergen)说我们需要在边缘努力对社会进行改变，也需要有一
群人不在边缘的位置时，我想他将这两者安排得很好。只有一
种不是更好或者更坏，但我们需要的是双方辩证地结合。在这
个国家我们正处在这个过程的什么位置？我不知道。

——对话摘自一场座谈会

D. 社会治疗与自助

对话 61：与自助的关系

治疗师*：你的著作《让我们发展吧》一书的封底有句话："超越自我帮
助"(beyond self help)，能否请你说明此句话的含义？社会治
疗如何或如何能整合成 12 个步骤的背景与实践？这两者之间
的相似与相异是什么？

弗雷德："超越自我帮助"——我未曾想过要对书商放置于封面上的文
字负责！我并没有这么写，但我不会以此作为借口，我将负
起责任向你说明。我认为"超越自我帮助"涉及的主要是"自

我"这个词，相对于简化的自我表达的内在历程，指的是一种我们可能称之为"社会帮助"的过程，人们互相帮忙，支持彼此，试图找到一种成长的社会过程。社会治疗努力朝向社会变革——在成长的过程中以社会性作为自我意识的元素，与只是个别性地表达我们是谁截然不同。

我猜这与你第二部分的提问有关，我认为12个步骤的最佳之处在于非常强调相互关联，最糟之处则是倾向于过度个人主义，而我认为两面皆有。我不认为有所谓纯粹的12个步骤的模式，它会随情境、实践者的不同，而有巨大的改变。我认为在关系方法(社会治疗的基础)的范围内，包括在12个步骤或其他方法中所使用的，皆是非常正向积极且适用的，它聚焦于人与人之间的关系，而不是只强调个人的内在，那即是社会治疗主张的中心思想。社会治疗挑战的是心理学本身，而非某个特殊的方案或方法或态度或理论。社会治疗是一种态度，关乎我们帮助的是谁以及我们如何帮助他们，正如同其名称所显示的：帮助人们改变其社会性，帮助他们借此转变。即使是个别地，通过调动他们的社会性来帮助他们转变，而不是调动他们的个性来改善他们的社交。

因此社会治疗的方法很明显是团体取向的，那并不是指我们从不进行个体的工作，而是即便进行个体工作，也是朝向协助人们经历一种社会化的过程，而非被设计成协助人们往内心深处探询，并带出其个人的认同。准确地说，社会治疗是协助人们通过剧烈的过程，一种辨识出我们的社会性认同，并借此改变我们的社会性，在当中经历变革与成长，而非纯粹地改变我们所是的个体。

是的，它完全是兼容的，且确实有人已将社会治疗整合进明确的 12 步方法，用在各种各样的领域中，并从中获得学习。社会治疗是一个有趣的事物。许多人跑来找我并对我说，"好的，我已经做某些像社会治疗的事好长一段时间了"，对此我们会回答"真棒"。我们并不是在比赛，在人们已经去实践的范围内，那都是极精彩的事。我们希望能够对更好地理解社会治疗有所贡献，因为我们已经投入这么多精力，但我确信在各行各业中，相对于个别性的层次已有许许多多的人们深耕、关注社会性的方向。我们对这类人感到很亲切。

——对话摘自一场座谈会

10　社会治疗和哲学(与观念)

对话 62：范式及范式转移

治疗师 *：我们说的范式是指什么？我们如何挑战范式？我们如何鼓
　　　　励范式的改变？作为治疗师，我们如何在团体中让这样的行
　　　　动持续下去？

弗雷德：范式的功能性定义有其漫长及多样的历史。范式是一种相对
　　　　"近现代"的用词。在这个国家里，范式一词与库恩所写的那
　　　　本对知识界有巨大冲击的《科学革命的结构》(*The Structure of
　　　　Scientific Revolutions*)一书有关。但这个现象必须要上溯到更早
　　　　的希腊时期，而且必然要提到康德。

　　　　　我们看待事物，并不只以纯然的视觉感官看待。观看的经
　　　　验是某种概念化与可视化的经验的结合。我们总是带着概念，
　　　　也可以说是模型。我们是怎么带着这样的概念呢？这是一个极
　　　　复杂的问题。根据乔姆斯基的说法，这些模型是遗传来的，另

一些人认为模型纯然来自文化，也有人认为是文化与遗传的混合，有人认为来自宗教。关于概念怎么来的有无数种说法。我们将事物应该是什么样子，如何被观看，置入知觉模型中，不论模型是来自生理、心理或文化。我们带着观点及态度决定事物看起来应该如何——不只是事物该如何以某种评价被观看，而是它们应该有的样子。

这里便会回到柏拉图的观念论，柏拉图认为感觉经验是对前世理念的一种重新引发。虽然我不同意这种认识方式，因为那显然是把感知和概念混为一谈。但在一定程度上，范式不过是"有意识地发展出来的概念"。

库恩写道，科学发展的过程是在旧范式时期创造新的概念，并在观察的周期中检测这些概念的有效性，然后不断来来回回。在最简化的层次上，科学是一种双循环的过程（或者可能是三循环的过程），一是当我们创造范式时高度概念化的过程，二是范式的检测，三是前两者的相互关系，简单化约。

因此范式是有意识地创造出新的观看事物的方式。例证俯拾皆是。这之中较好的例证是哈维（Harvey）发现循环系统及发明"心脏像泵一样运作"的概念。这不纯粹是个概念，很明显地，但请先容我这么说，这显然是该研究领域的一大突破，因为许多人不停地思索想要知道血液从哪里来等问题。在这些复杂的社会过程之外竟然有一种新的理解概念——心脏像泵一样——事情就得以解释了。但你还是需要去验证它。

接下来，你验证出这些概念，这些概念有了实证支持，然后不断地重复下去。因此新的概念出现了，不只是心脏的概念，许多事物也一样。我不是医生，我不懂医学，我甚至不知道心脏如何被用来像泵一样工作，但这概念看来对我有用。我从初中就记得这个概念了，至少这似乎是我初中时期一个非常重要的突破。

我熟悉的领域是数学，看过数学中新概念、新范式如何运作。举例来说，看看什么叫"证明"。在数学与数理逻辑的基础上，深层的（profound）条件限制，会被新的——不只是新的证明——而是新的概念对于什么样的证明可成立的发现改变。计算机信息基础领域中的突破，以及循环功能理论，皆是"何为证明"的新范式。这点我再清楚不过了。

粗略地说，这便是范式为何亘古存在。它被当作一种现代主义形式。后现代主义通常是反范式且提供了批判范式的视角。有时候后现代主义紧咬着某些范式不放，但相对其他的范式却极为宽容。通常，我在这类事情上是个极端主义者。我完全不喜欢范式，因为范式是扭曲失真的。我认为范式曲解了人类发展及成长的真实过程。我当然知道范式是解释事物的有趣教学工具。它们让事物易于被了解，但是却过于定论乃至机械化而被扭曲。

创造范式转移的环境非常困难。在治疗工作中，你不断地努力质疑团体对于自己所进行的对话的预设前提，以创造范式转移的环境。因此质疑道："我们为什么要进行此对话？我们正在做的这些是为了什么？"之所以会陷入范式主义的陷阱，至少在情感上，很多时候是大家对于所说的东西给予某种假设。我们说一些事，并假设我们知道彼此所指。如果你持续尝试去探索，我认为人们会看见我们通常不知道我们所指是什么，且我们绝对不会是指同一件事。

例如，一些人认为如果他们使用同样的词，他们指的就是同一件事。并非如此，因为我们学习定义的过程不是一种可重复的过程。人们用各种不同且微妙的方式来学习。我不认为这是语言的缺陷。事实上，我认为这是语言有趣的优点。我认为无法从诗词中得到绝对清楚的客观含义并不是诗词的缺点。诗词本不是设计提供客观含义的。情绪性（emotionality）也是如此。情绪性与情绪化的语言，我认为最能从艺术层面去理解，而非从科学层面。

艺术不是没有科学的明确性，只是两者不同罢了。你必须教人生活的艺术，对我来说，这表示在团体中运作的艺术。这是我说的"生活的艺术"的含义。生活的艺术不是一套技巧，让你成为更好的个体，更会为人处世，更能胜出。不，正好相反。生活的艺术是让你学习如何作为社会单元的一分子，成为团体成员，创造团体，创造新的属于团体的事物。

治疗时，在处理情绪意义这个层级的范式问题上，我花了很大的力气。你可以看出某人正在制造麻烦，只因为他们认为全世界的人都理解他们在说什么。这是警示灯。遇到这种情况我只能出来挑战。我们必须检视那些情感假设与情感范式,不仅去质疑范式的正确性,不论其指为何,更要质疑我们是否想要用范式来理解彼此在沟通上的努力。

我最反对《精神障碍诊断与统计手册》的地方就在此。不只是手册里说了什么,内容有时候是有用的,但是他们居然把它写成了书,告诉大家这是一种理解人类情感沟通的方法,这点我不相信。人类的沟通可以更为诗意、艺术化,且不像那些《精神障碍诊断与统计手册》的编者所想的那么条条框框。我认为《精神障碍诊断与统计手册》是有功能障碍的方法学。这是我所反对的。当作消遣来看,它是本不错的手册,告诉你人们使用"抑郁"这个词的各种不同方式。这我可以接受。我喜欢知识探讨,如果你想要有人们使用"抑郁"一词的 73 种方式,不是坏事。但第 74 种呢?不存在。这就是问题了。那第 75 种呢?人们持续创造出的各种方式呢?重要的是该过程的持续性。那是理解情感论述时最该理解的。

我到处与团体一起"做哲学"(do philosophy),这是我用的方法,这是社会治疗的内涵与内容。我会与你进行哲学批判,然后或许我们会一起体会情绪对话而非全然墨守成规。它是创造性的,艺术的。如果我们通过学习如何在团体里运作,来学习情绪对话并掌握它,有时候,人们自然相处得更好了。运气不好时没有。运气好时,这就是发生的事。人们从这个实践过程中学到东西。

——对话摘自一场讨论会

对话 63：二元主义与联结主义

治疗师[*]：作为一个有超过 20 年经验的临床心理师，我主要是用"领悟为导向的方式"（insight-oriented modality）来工作。我相信内在的认知/情绪改变与外在的人际生活改变的交相互动会创造发展。当然，这个取向跟社会治疗是相悖的。如果我的理解是正确的，社会治疗理论认为只有活动/展演是具有发展性的，而认知、自我，以及内在世界则是多余的。若真是这样的话，那么在个体层面是什么在改变或发展，如果不是这个人本身的话？发展怎能纯然地发生在团体活动的层次而没有个体的参照？

弗雷德：我不认为"内在世界是多余的"是社会治疗的立场。我们所说的是一个辩证的统一体（a dialectical unity），而不是对内在或外在的否定。所有一切都是活动。内在/外在的区别是令人困扰的，因为对我们来说，内在与外在是如此互相联系，以致努力要将它们两者视为两个分开的东西会造成曲解。就我的理解，这才是社会治疗的立场。这或许跟你所说的很接近，我不知道。

治疗师[*]：如果我们开始相信自我并不存在，那么发展究竟是什么？

弗雷德：我们同意我们认为的"维果茨基的立场"。维果茨基对于个体化的社会起源描写得非常出色。对他和对我们来说，与其说是对个体的否定，不如说是对个体的基础性(fundamentality)的否定。我们认为个体和个体化是社会的副产品，而不是相反。所以，这并不是对意识或对个体的否定，而是否定个体是属于原初的、基本的单元，而其他一切都被当作复合的个体(compounding individuals)来理解。我们发现正是这个概念本身有问题，不仅是抽象上、理论上或哲学上，在实践层面更是如此。

一个团体能否只是简单地通过其中的个体成员来理解？还是一个团体能离开个体成员而独立存在，进而对所有事物都赋予意义和定义？团体的本质是什么？这对我们来说是个大议题。一部分来自我本身在逻辑与数学的训练与背景，我发现这是个有趣的哲学和心理学问题，但这长久以来在当代心理学中却不见了，如果曾经存在的话。我们正在努力尝试纠正。

对我来说，比较有道理的是，以社会的根本性来思考，试着从事物是如何由社会性演变至今的方式来理解它们。你对我说的有什么想法？听起来有道理吗？

治疗师*：整个二元主义的议题一直是我难以理解的。我的立场是，一切都是互相关联的，所以我的理解就往这个方向去了，认为你一定是指否定自我(self)，而不是觉得自我与外在世界是和那个原本的二元主义互相联结的。

弗雷德：这或许听来有些荒谬，但我们认为这两者是如此相关联，以至于说"它们是相关联的"本身就有点没道理。因为关联性容易暗示某种程度的分开。我们对关联性的常识概念是指，有两个分开的事物且它们在某方面相互关联。这个关联的概念在心理学和其他领域是个行之已久的错误。在物理学中，有个对关联性的重新检验发生，而这带来了惊人的发现。我认为心理学也应该要经历这样的相似过程。

——对话摘自一场讨论会

对话 64：辩证学与矛盾

治疗师*：在治疗训练课程中，我们阅读及讨论不同的哲学家，包括维特根斯坦、维果茨基和马克思。这些阅读引发相当多讨论。我对辩证有一提问。

在《马克思思想浅介》(*Marx for Beginners*)一书中，作者定义辩证法是"借由在对手的论据中发现矛盾来认识真相的艺术"。作者继续说："辩证法后来被转成发展与普遍关系(universal relations)的理论。辩证法认为所有现象都在运动中，在永久改变的过程中。它将自然界视为自然内矛盾斗争的结果。马克思和恩格斯将辩证法从黑格尔的唯心论(Hegelian idealism)中解放出来，使其成为一门科学。它是发展的信条——掌管自然、人类社会及思想的发展的普遍规律科学。"

你在《后现代心理学，社会实践与政治生活》(*Postmodern*

Psychologies, Societal Practice and Political Life)中写道："辩证法是否适合作为研究方法，完全取决于能否对适当的研究对象产生新的理解。适当的研究对象不是指可被研究的客体或事物(不论大小)，而是活动、实践、主体性。辩证唯物论对马克思来说不是指对组成事物的物质进行辩证研究。这是辩证唯物论之前所有唯物主义犯的错。因为不仅物质客体是一种文化断定(cultural posit)(库恩的概念)，客体本身也是。的确，最诡异神秘也因而可能是形而上的，不是客体的物质性，形式的组织(其样貌)才是独立的研究或鉴明的对象……我认为当我们的理解模式由客体转化为辩证法，展演将成为活动的一种实践—批判样貌。"

　　这两段摘录似乎相互矛盾。你可以对此说些什么吗？可能的话，解释这两段如何相关联而又有差异？以及，这如何联结到社会治疗的方法实践？

弗雷德：它们的矛盾在哪儿？

治疗师*：它们似乎不契合。我不知道，它们似乎是互相对立的。

弗雷德：我从你念的部分没听到"对立"，19世纪之后，科学界发生了许多事，而几乎所有的科学领域都深刻发现自然这玩意儿根本不是"一堆东西"，而是某种过程，不是不相关的客体，而是各种历程交缠。

　　不过，要注意这些概念离不开"真实如何存在"(how reality is)。我们对应于当代科学范式转移而发展出的辩证法概念，与真实或研究客体无关，而是与研究方法有关。因此我们提出的辩证法概念谈的是对构成世界的过程的研究方法，特别是构成人类生活的活动。定义出关于方法的辩证，而不是研究客体的辩证。所以是不同的。

在此前提下，我们现在都知道，之所以相互矛盾，是因为我们研究的是过程，不是亚里士多德所说的各自独立的事物。

我认为有个重要的差异存在，但我不倾向称它为矛盾。并非我反对矛盾(contradiction)，我只是认为把它说成是矛盾并非完全精确。

——对话摘自一场讨论会

对话 65：个别与整体

治疗师*：最近我注意到很多对话似乎都用一种不是这样就是那样的二元模型。例如，或是这个还是那个？我不认为这些对话具发展性，因为他们似乎岔到某种循环公式中。观察这些对话，我看到我的评断与挫折，我的反应就像他们有问题，为何他们仍在同一件事上吵嘴而不前进，我如何帮助他们？我也发现我同样地掉进了二元的心智框架，思考并说："这比那更好……"我好奇你如何对待这种对话，如何参与及将对话转变成"对，然后呢"？

弗雷德：这其中似乎有好几个问题。其中一个，或一整组问题，与二元论的议题有关，另一组问题与比较级有关。且这些不总是一样的。或许我可以说说二元论，然后看会谈出什么。

二元论根本地被扭曲。我不相信二元论。我不支持且不依循排中律①(law of the excluded middle)的概念。排中律由来已久，且一直是各种科学与逻辑进展的基础元素。现代科学是一种扭曲，只是刚好变成非常有生产力的扭曲，且持续生产着。不过，我认为科学对于事物如何存在的说明难以令人满意。

对我来说，事物是非常明白地相互联结着。维特根斯坦在这点上可以派上用场。维特根斯坦的"家族相似性"(family resemblances)概念是西方哲学思想一重大贡献。事物以不相关联地存在并个别独立化，在维特根斯坦的说法中是个大迷思。至多，我们有的是他所称的家族相似性——复杂且相互联结的交互关系，一开始或许是一小部分，然后到更广泛的用词、想法、概念，最终包含了所有东西。

对我而言，发现的单位不是独立个例，也不是其所排除的(二元论中排中律的非此即彼)。每一个发现的单位、生命的单位，都是生命的整体。有些人说："那不是太广了?"我不如此认为。若你坚持要"知道"(knowing)那是什么，才会有太广的问题。事实上，一般说来，我的质疑一直都是分散独立的

①　传统逻辑基本规律之一，指在同一个思维过程中，两个互相矛盾的思想不能都假，必有一真。用公式表示为"A 或者非 A"。

个例太窄化了，而非整体太广。若有人认为他们可以用分散个例来武断地诠释关系，来解释事物或让事物可被理解，那他们不是空想者就是投机分子，不然就是要申请经费补助。

理论上，那是相对简单的。真正困难的是如何在人生中、在实践中将之表现出来。如果不个别独立出来，就根本无法用原来的方式做出判断。我们如何避免落入那个只用个别化的真实来进行判断的陷阱？判断毕竟是凭借对于某事的描述或者与某件事比较后的描述。我猜你会说："对整体不能做评断吗？"我想你可以，可能你必须这么做，而且可能我们就是这么做的。但对人生整体的评判，不会有对个别独特性评断的那种（该用什么字？）可厌、带有指责的方式。

这项实践是困难的，我很努力在做。昨晚，我们团体的讨论很感人。最后团体谈论的主题是——这在社会治疗团体并不罕见——到底要用个别自我，或对整个现象即用整个团体的理解与联结，来理解团体发生的事。团体在这两者间来回挣扎搏斗。

这种基本挣扎持续着，不只在社会治疗中，更在生活中。在社会治疗里它是有意识的。在生活中，它一直存在而且创造出非常清楚的后果，但我想它并没有如此被辨认出来。我们倾向用每个个例与"我"的关系来看世界——正在说话的这个"我"。每个"我"都有点不同，不过，一切都围绕着我。整体的概念，哲学上来说——不论是小整体、中型整体、大型整体或通用的整体——始终因为偏好特殊性而受到贬抑。

古典的说法是，唯实论（realism）一直被认为败给唯名论（nominalism）[①]。我不同意。我不喜欢这种语言，但古典哲学意义上，我是且一直是唯实论者，意思是我相信整体的存在。我不需要认为只有将整体分成独特个例或概念才能理解整体。过去几百年，或者，过去几千年来，独特性一直是西方思想中一个不幸且具破坏性的特点。现在独特性在我们的文化中很普遍，充斥在语言中，人们无法不提到它。

在某种意义上，答案全在实践中。如果社会治疗有任何重大突破，那是它有将这种全盘的观点或整体性的体会付诸实践的能力，一种几乎是工程级的能力。很多人认为社会治疗的"社会"只是做一些社交的东西，根本不是如此。社会治疗的"社会"是接受人类交往的根本单位是社会这个事实。那就是为何，对我来说，社会治疗与团体治疗是同义词。是的，我们有从事个别治疗的治疗师。我认为他们很有技巧，但我坚持认为——或许这是我自己创造出的神话——他们一对一工作是为了帮助人能在团体里发展得更好。

——对话摘自一场讨论会

---

① 哲学领域中一直有唯实论与唯名论的争辩。唯实论者认为，社会中种种事物都是在现实世界中真实存在的。唯名论者则认为，人类语言中的种种"概念"，只是对自然界中众多具体现象共性的抽象总结，为的是方便分析和理解问题，本身这些"概念"并不具有客观真实性。——译者注

对话 66：不可判定性与情绪

治疗师*：在《不可判定的情绪》(*Undecidable Emotions*) 中，你写道：
"社会治疗是，创造不被隐喻或判定模型过度决定的努力。"你
继续写道："我们是决策的动物。我们不只在重要事情上做决
定。我们不断在决定如何处理意识层面无止境的冲击，这些
冲击组成日常生活，包括最重要的所谓的情绪。但我们不停
地做决定这件事不应被理解为做决定本身是可判定的(decida-
ble)。"你可否用别的方式说明，以便让我能理解？这个哲学
体会如何在社会治疗团体中找到表现形式？

弗雷德：西方文化流传给我们的基本方法论的假设是，如果你有足够
的识字量、足够的时间与足够的精力，你最终可以想出最后
的答案。在某方面，这是启蒙时代的信条，即人类可以知道
所有关于宇宙的详细信息。但万一有些答案是超乎我们之外
的呢？万一我们不够聪明呢？如果不是有没有足够时间或精
力的问题呢？

　　这在启蒙时代的架构内是不可能的，因为宇宙的中心是
人类。人类是这一切的中介，且她或他最终可以理解每件事。
但如果我们否认这个假设呢？如果我们否认启蒙时期模型的
核心与主要假设，即知识是无穷无尽的呢？如果那对我们来
说太过复杂了呢？我们是不是有可能创造出对我们而言太复
杂而无法理解的东西呢？启蒙时期的假设——如果我们创造

了它，我们必定可以理解它——充斥我们的文化。人们创造家庭、概念、工厂等各种事物，然后因为我们创造出它们，我们相信我们知道或可以知道它们都怎么运作，但如果我们有异乎寻常的技巧——且事实上我们有——可以创造出我们无法理解的东西呢？

儿童玩游戏的方式很开心，不需要为每种情境都设下规则。成人就做得没这么好。成人想要可被判定的系统，他们需要有涵盖各个情况的规则。当我们长大，我们做出了受制于规则的顺应行为，但生活不是由规则管控的行为主导。这不是反对在适当时表现出遵守规则的行为，而是我认为辨认出我们生活中的重要区块，如情绪活动，非受制于规则，就会有极大的解放。我认为人们之所以有这么多情绪问题，是因为他们无法处理生活中那些非受制于规则的部分。

坚持用规则主导非规则管控之处是对生活的扭曲。这导致各种个人问题——在家里，和小孩相处时，当孩子说，"谁编出这些规则？规则哪来的？"还蛮有道理的。嗯，那正是许多父母害怕的时刻。但它也可以是惊奇的时刻，我们可以说，"来重构整件事吧！这是建构新事物的美好时间"。人们可以学到如何重构，如何更有创意地处理不受制于规则的情况。

那是我谈不可判定性的意思。我们会找到绝对答案的错觉就只是错觉。人们说："我必须知道答案！"从我的观点来看，这跟你说我必须飞上月球差不多。你或许感到挫折，但事实上有很多人类生活的领域不是可判定的，而且你必须学会在此前提下如何发展及成长。我发现一旦我们接受这点，就会开启好几扇门。毕竟，只要看孩子就知道。一旦他们适应了规则，就失去了深不可测的创造力元素。这是适应吗？当然。这是好事吗？在某个程度是，到了某个程度就不是。但有些东西不见了。我们很渴望，不是让大人再成为孩童，而是让大人在剩下的人生中可以以不同的方式参与那些过度受制于规则的活动。社会治疗所做的就是帮助人们去面对处理没有规则指引（non-rule-governed）的情况。社会治疗要人们变得不那么自然。这是个无可判定的世界——有很多答案我们永远不会知道。

——对话摘自一场讨论会

对话 67：异化与耻辱

弗雷德： 我们生活在一个用让人难堪（embarrass）的方式去阻止他人做某些事的文化中。比起罪恶感，我们的文化是难堪的文化。我认为罪恶感文化是 19 世纪与 20 世纪早期的欧洲现象。美国现在则是难堪文化。这非常令人难过与痛苦。我自己对此的反应是，人们越想让我难堪，我讲话越大声。在某种程度上，傲慢是对它的回应，因为世上最折磨我的是，人们用使人难堪的方式让别人做他们想要对方做的事。我觉得这特别不厚道。

当人们对你说："你现在做这事不感到羞耻吗？你为什么要这样浪费你的生命？你不知道你可以有更好的选择吗？"我知道那是什么感觉，且这些话没什么用。我必须停顿一下才能开口说："因为我不想做那个，我不想处于那种环境中，它会妨碍发展。这就是我想要的地方。这就是我喜欢做的事。"但你可以真实体会到人们很努力想让你难堪的那个力道。

学　　生：你说的这种难堪文化要怎么联结到异化？有一位女士算是我认识的人中最异化的人，我和她交谈时，她只谈论她有多么疏离，以及一些她没有的东西。但她问起我过去作为人权律师的经验后，游刃有余地对我说："重新回到律师职场的话，你会选择赚更多钱，对吗？"这很羞辱人，一箭射过来，令人难堪。有人这样羞辱你，那么与异化的关联是什么？

弗雷德：我认为羞辱是生活在极为异化的文化中，随之而来的主观情绪经验。羞辱是此文化的对应情绪。就我理解的，及马克思理解的，异化是世界的客观特性。异化指将生产的产品从生产过程中分离出来。意味着活在商品化的世界中，我们将被生产出来的东西从其被创造出来的人类过程中撕离，然后指称这些东西是独立存在的。

　　活在这样虚构、人造、异化的世界，人们变得越来越容易被羞辱。因为我们失去了与生命过程的**联结性**。而我们一旦失去与创造过程的联结性，我们就非常**容易**感到难堪。如果他们知道他们创造了什么，他们与创造物有联结，并了解与创造过程的关系，人们可以把这些东西摆到你面前。因为你无法让人们难堪。但是如果某个东西被创造出来，然后从人身上被撕离，以至于让他们不再知道他们与它是有联结的，然后你把它放到人们面前，你会让他们感到羞辱。

人类忘了是我们自己创造出所有这些美妙的事物。当然，所有糟糕的事物也是。但我们忘记这件事，这使我们变得极度脆弱。为了处理这种脆弱，我们必须更加理解与欣赏我们与文化的关系，与所有我们创造出来的事物的关系。

——对话摘自一场研讨会

对话 68：关于不做区别

治疗师[*]：社会治疗对于改变、成长和发展是否有区别？如果有，区别是什么？

弗雷德：那些词有好几种用法，当然，上下文决定字词的含义。不过，一般而言，我会警告不要假设所有改变或发展或成长，在道德意义上，必然是正向的——不管正向指什么。转换有很多不同方向。

我觉得你的问题难以回答，因为我们的路径中不会去介绍区别的区别。这不是在要嘴皮子。做出区别是将条件理论化的重要部分，但不是我们的路径。社会治疗根本上是一元化的，试图不通过区别体系来谈论事情，也不凭借建构在各种区别上的条件理论。这不是说我们从不做区别，因为我们

就在此文化中，但我们会不断努力。我想这就是很多人无法
理解我们工作的原因。很多人告诉我们他们不晓得我们在说
什么。这绝对没错，因为只要你待在传统理论化的局限
中——还不是传统理论而是传统式的理论化——就很难掌握
我们在谈论些什么。

　　我认为那就像某些人很难理解抽象派艺术一样。那不是
线条设计，如果你只用线条来认识图形，你看到的就是一堆
颜料，然后你可能会想，"图形在哪儿？我只看到一堆颜料"。
在某个意义上，我认为社会治疗是新的艺术形式，有些人无法
看见它。他们可能决定他们不要看见，他们不会去检视这种新
东西，有违他们对世界的本体论观点。他们说："我们不知道
什么是什么。你们不做出区分，你们不介绍理论构想，你们不
区分因与果，哪个先哪个后等。但这些都是让你们做的事情可
以被人理解的必要条件。"我们会说："如果那是你对能否理解
的定义，那么社会治疗就会变得不可理解。"

——对话摘自一场座谈会

对话 69：超越后现代主义？

治疗师[*]：我听过一种说法是：社会治疗"超越"后现代主义。你可以
　　　　谈谈这个吗？

弗雷德：在某些方面，我不认同那个说法。有点贴标签、分类学的性
　　　　质。我甚至不知道那是否说得通。"超越"的问题和现代主义

叙事有关。毕竟，现代主义，如所有充分发展的意识形态或后设叙事，不只是界定自身，也界定了其他跟它有关的事物。或许有个方法可以停止讨论这些东西，就像有几个定点，哪些点在前、哪些点在后。或许那不是看待事物的有用方式。

我不知道我是否想要说社会治疗是超越，或是优于任何事。它就是它。我们都被拉着去定位它，因为定位是现代主义与后现代主义叙事的重要成分——事物来自某处、适合哪处、由这个和那个组成等。这是种建构式的叙事，所指的建构是"找出组成的元素"。那种说话方式通常在争论最激烈时使用，以建立定位。但我不知道那是否真的代表某事是什么。如果有这个词的话，似乎太"标签主义者"了。

如果我们说的只是要后现代主义自己转变成一种新叙事，而社会治疗努力从该叙事中抽离出来，那么在某些方面，我认为社会治疗是"超越后现代主义"。但这里要小心的是，社会治疗不是努力从该叙事中抽离出来，而是从所有的叙事中抽离出来。有人会说这不可能，因为人类有叙事的倾向。我不知道，或许他们说得对。

这对我来说并不是特别新的思考方式。我的本性与所受的训练都是朝此方向的。取得博士学位后，我教的第一堂课是一门希腊哲学，那时的我对此知道得相对不多。我开宗明义地说我不会假装在教希腊哲学，我通过让大家认识几个希腊哲学家来教哲学。即使在当时，这对我来说似乎是个重要的区别。我不知道"希腊哲学"是什么，不知道说某种哲学具有希腊特质或任何国家或时代特质是什么意思。

当我正式被归为后现代主义者时，他们就不聘我为讲师了。很久以前我就对这种事情不满。那不是因为我认为它是错的，而是因为我就觉得它不是很有用处。就如学术界的"诊断"，有些人不同意，有些人觉得诊断是对症下药。我不认为诊断对于助人有任何一点作用。在学术中类似诊断的东西是时代与时期的分类——花上好几小时讲论希腊人、罗马人等，"美国实用主义者这样认为，有些实用主义者也跟随此学派，他们不同于欧陆理性主义者（Continental rationalists）"等。我就是不会这样看事情。

治疗师*：你所说的挑战"超越论"适用于社会治疗的"发展"吗？发展的"超越论"也会有相对于某个定点的移动吗？

弗雷德：如果你是说在我们的文化中一直都如此，那我完全同意。但我不认为它必然如此。我认为发展的概念不一定建立在定点上。很多后现代主义者对我们说："我们不理解你如何支持发展，因为发展包含定点及从定点开始的价值等级概念。"我们试图表达的是，我们不认为一定得这样。我不知道创造必须涉及等级，等级包括测量与描述的能力。我们可以将发展的概念当成差异性的创造。

我们不用评论家就可以创造剧场和优美的音乐。毕竟，在评论家出现前，创造力早就存在了。我们必须找到一种语言来说这种形式的发展、成长，让我们可以从等级的限制中、装载价值的发展概念中解放出来。这个国家的教育系统尤其如此，基本上它就是一种分级现象。它不只是持续学习，然后还要分级。学习已经被分级过度决定。对我来说，那是这个国家与世界的教育过程中最具有抑制性的元素。

——对话摘自一场座谈会

对话 70：一切都是活动

治疗师[*]：我相信每个治疗师都经历过自己在治疗中犯错。例如，阻碍了过程或关系活动的成长。你在你的治疗生涯发展中有过这些情况吗？

弗雷德：我第一个直觉的回答是——我们做的一切都是错的。治疗是经常犯错的过程，因为我们试图想出接下来要做什么，而我们做的下一步不过是下一个错误。你的问题暗示着仿佛有一种正确的概念，然后有些时候会发生错误。一切都是错的，或者一切都不是错的。一切都是活动。而活动不会贴着"对""错"或"正确""不正确"的标签。

举例来说，你可以针对物理化学领域的内部动力说什么是正确或不正确的，这是它之所以是科学的原因。你可以使用语言做出推论，给予某种客观解释或说明。但对我来说，没有任何描述系统可以说明人类活动。尝试这么做的，如《精神障碍诊断与统计手册》，显然都是愚昧的。它只是个幌子，也因此是扭曲且愚蠢的。人类活动不是用这种方式就可以被分类的。然而，这很难让人接受，因为我们一直被教导、被制约地认为分类是理解任何事物的唯一方式。提出这些问题很好，只是绝对没有答案。寻找答案让你偏离了在进行治疗活动中可以达成的发展。

真正的问题是慢慢接受与理解什么是活动。不足为奇的是，我们的文化要你在理解前先将每件事情客体化。如果你通过那种客观化的过程来理解活动，你会失去活动本身。活动不是可被客观理解的。实用主义者会暗示地回应，那么活动无法被理解、被研究和有所进展。我不同意。我们从事了30年成功的治疗，没有使用过任何客观化的字眼。尽管如此，仍有理由相信它是发展。

——对话摘自一场讨论会

结语　治疗师们的反馈

　　社会治疗师和训练中的社会治疗师，在这些方法学的对话中在想些什么？他们觉得这个对话有用吗？他们怎么把这些融于实践中呢？他们如何把他们的治疗会谈变成一种集体游戏(a collective play)的即兴创作？当他们尝试要"对团体说一些话"时是什么样子？他们如何操作这个"实践方法"(practice method)？

　　社会治疗并没有一种可以言说的技巧，所以一个治疗师没办法认定一个标准动作加以实践，然后在某个时刻说："啊！我会了。"但是，社会治疗师的确持续地在转变他们实践的方式，他们也会在操作社会治疗中逐渐进步。接下来我们通过他们自己的一些描述，呈现社会治疗如何影响他们的训练及督导。

一

　　对方是一个几年后又回来治疗的女人，在这段治疗关系中，我一直都想要得到一些帮助。我所得到的帮助是，当我遇到戏剧化的病人的时候，发现我自己的弱点是也跟着变得戏剧化。首先，我想先说说，我们在讨论的这个女人，在跟我进行了几个月的个别治疗后，开始参加团体，从那时到现在我和她之间都发生了很多事。

在那次督导对话之后，我很有意识地不要被她可能会说的特定话语、可能会做的特定事情、她可能会看起来的样子困住。我专注于和致力于处理我们之间关系的整体，我们之间关系的历史。她会说一些很煽动性的话，我觉得整个世界都随之戏剧化起来，我当时选择说些很平常的话。

我跟她以哲学性对话发展关系，这就很难变得戏剧化起来。某些对话是有关她信仰的宗教导致的矛盾：除非有她的先生在场，否则她不能和其他男人讲话，但是她又参加了日间治疗方案，经常见到男人，跟男人谈话。她说她不能跟男人讲话是什么意思？事实上她跟男人讲话了。我们讨论了她的精神价值、宗教的规则，她怎么决定如何对待宗教教义来生活，这跟她实际的生活有什么关系？她的丈夫对这整件事有什么看法？

我和她一起合作从她提供的东西当中创造出新事物。创造些小东西，而不是创造很戏剧化的东西。我们当时能够谈 5 年前所有疯狂的、戏剧化的事，而且能够用很平常的方式谈那些事。她能够说出她觉得那件事有多糟，她当时有多疯狂——"如平常般"疯狂。于是我邀请她来团体，而且这很棒。她变得很快乐，她说："我得说我被你照顾到了，而且我觉得我真的很想这么做。"我们对待她如正常人一般，她是普通的团体成员。她知道她对我来说很特别，而我们能够在某种程度上解构这点。我们对对方来说意义重大，但是这种特殊性是有问题的。在我邀请她进入团体之前，我们就这点做了很多讨论。

二

我在我的一个团体中被困住了。因为团体中有位特别的男人，我需要一些帮助来跟他产生有效的联结，我一直都努力尝试要在他身边支持他。我们讨论到，为了帮助他及这个团体，我需要保持一点距离。弗雷德说，如果我之前能有点"高高在上"的样子，就有可能保持住距离。我如实地使用了这个演剧般的建议。这看起来像什么呢？我告诉团体，我在那里不是要帮助个别想要被帮助的人。我有点高高在上，并不是要当个坏人或什么，我只是着手帮助我真正要帮助的，也就是这个团体。

三

B 是我团体中一个很长期的成员，最近团体正在讨论她的前任恋人 M，M 不久之前心脏病突发。M 因为心脏病发作最近不再来团体了，B 很不高兴而且很担心。她对 M 生气，因为她希望他做个不一样的人，用不一样的方式来面对心脏病。团体跟着 B 一起追根究底，为什么她会想要这样，她对 M 是什么感觉，这次心脏病唤起了她的什么议题。这个对话很冗长乏味，越来越朝向心理层面。

　　我开始加入讨论，然后我想起某次督导会议弗雷德曾经说过，人必须要负起责任自己做决定。所以在团体讨论到一半时，我说："让我告诉你们一件事，我们正在做的事是抱怨 B 在对 M 做的事。B 很沉浸于做一个要帮 M 摆脱困境的人，而我觉得团体在花时间精力帮助 B 做这件事，而我也参与其中。但事实上我们没有办法帮助 B，这不是我们在这里要做的事。但是你们知道吗？就算我们想要帮助她，我们也没有办法，因为问题在于 B 对这件事想不想做些什么。她这样对待 M 已经 20 年了，而她今天晚上在这里表现出来或谈论这件事的方式，就是她已经一而再再而三做的方式。所以，我们所有人在这里要做什么呢？"

　　B 和团体成员说："那我们该怎么做呢？"我说："你们想要做些什么呢？如果有的话，什么是这个团体对这件事情想要做的？"这让团体开展了非常深入的讨论。团体成员开始讨论起我刚刚所说的话让他们有多不舒服，讨论他们所经历的各种各样的东西，以及他们要负起责任创造人生时面对的冲突。B 说，她对于我制止了团体进行本来演出的脚本，并且推动团体去做一件崭新的事感到生气，虽然她很生气，却觉得这是件好事。

　　成员们讨论彼此间的冲突感，希望彼此更亲近。他们得经历一些很情绪性的东西，他们得感觉一些他们不想要感觉到的东西，他们得多说一些他们生活中发生了什么事，而不是去尝试厘清，以便跟团体更亲密。而人们不想让别人知道自己的生活是怎样的一团糟，他们想要看起来比实际上更沉着稳定。

B说对于她和M在生命中无法做到的事情，她会很不开心而且十分哀伤。她补充说，在她生命里，经历很多情绪方面的危机，她一直都顶着失去对她来说非常重要的东西的风险。她说她感到很害怕而且想要做些什么。当时在对话中她变得比之前更具体，更靠近我们。B一直想要获得团体帮助，同时还保持着距离感。一部分的距离感来自她照本宣科的谈话方式，一种非常自我保护的谈话方式。她传达的信息是"离我远一点"，但同时又有"我对这件事感到极度痛苦，我需要帮助"。她在团体里讨论M有很长一段时间了，之前也曾有段时间她跟团体显然亲密得多，当时她在团体中以和现在不同的方式讨论她和M的关系。那个晚上的她仿佛在另一个星球。所以当我们厘清之后，团体说："你还在另一个星球，所以如果你想要到这里来，跟我们在一起，也许我们可以一起做些什么。"

四

这个女人曾经历过非常严重的性虐待。那次的督导会谈建议我对待她的态度要如常人一般，不要因她痛苦的过去而特殊对待她。在接下来的那次个别治疗中，她说："我快要发狂了。我永远都不可能与人建立关系，我永远没办法跟男人在一起。"我听着她说，做了一个截然不同的回应，我说："你在说什么呢？如果你想要的话，你一定可以跟男人在一起。我猜是你自己选择不要，这也不要紧。"对话接下去变成这样："我永远都不可能有朋友，永远都不可能有人会帮我"，然后是她一串冗长的碎碎念。而我继续挑战她这种说话方式，说道："我不知道你怎么会这样说。"她说："你昨天有发生什么事吗？你跟弗雷德说过话吗？"我说："我的确跟他说过话。"她说："我可以感觉得出来。那接下来会怎样？你要开始对我像对团体的其他人一样吗？在这里事情就是这样运作的吗？"我说："在这里事情就是这样运作的。"她说："还有谁帮助你了？"我说："贝蒂。"所以那周她参加团体时就说："大家小心了，因为弗雷德·纽曼和贝蒂·布朗正在帮她。"真是太棒了，这是治疗中一个彻底的转机。

五

在某次督导会谈中，我们讨论了女人是否对男人反应过度，我们聊到我怎么对待 S。S 是我团体中常常持反对论调且有点恶劣的男人。当时的讨论中厘清了我当时是在代替团体中的女人们发言。所以在接下来那次的团体一开始，我告诉团体，我发现我在跟 S 的关系当中犯了一个错误。我说之前我太快带他进团体了，我跟他的关系还没建立好。我对他和团体造成了伤害。我觉得很难过，而且想要对这件事做些什么。我们当时经历了一些过程，帮助 S 决定他是不是还要继续跟我进行治疗。

在那次的团体治疗中，我们一起处理了一些个别的议题，而接下来的几次团体治疗，S 似乎很被我的话影响。他对于我对我们关系中的错误负起责任感到很有情绪，而这让他思考要不要继续跟我进行治疗——他说他之前从来没想过。我们谈了他想要怎么做。

接下来的一个半月，跟他一起工作的状况变得好多了。他不再扮演为反对而反对的角色。对于他是否想要学着以不同的方式当一个男人，我们进行了很多讨论。最终结果是他说不要，他不要这么做。后来他不再来治疗了。这太棒了。我很高兴他自己决定他想要怎么做，我觉得他的离开是件好事。

六

在我们的训练中，有两个议题是我们讨论很多的——照顾人们和完全相信他们的异常状态——这对我处理某个案主提供了帮助。我一直在等 E 在团体中提出他的议题——酗酒及他对这件事的感觉。他很年轻，是名工人，非常有罪恶感。在我们每周的个别治疗中，我极力地"搭桥"让他在团体里面提出这个议题，但是他不想要。在一次训练时间里，我们探讨了为什么我在等他的允许。我们厘清了我完全相信他的异常，而且 E 自己提出这个议题这明显是一个错误——为什么不是"我"来这么做呢？

接下来一次和他的个别治疗中，我告诉他，我要在团体中提出这个议题，不再周而复始地和他单独处理了。我这么做了。我告诉团体："E 和我正在处理某个议题，而且这个议题很难启齿。E 一直很害怕讨论他在酗酒的事。"他非常震惊，脸色变得苍白，而大家完全帮助了他。

团体对这件事非常感兴趣，问了他一些问题，而他回答了——他和人有了对话。我想这点也让他非常震惊。他发现他其实能够做得到，而其他人没有拒他于千里之外，认为他酗酒是个不正常的人，其他人对他这个人及他的私生活有了兴趣。而其他人推动他，就像处理其他议题一样，"为什么你没有在团体中提出这个议题呢？告诉我们为什么对你来说这么艰难。对某某（治疗师）提出了这个议题的时候，你是什么感觉，她说这是一件你不想说的事"，这些回应没有一句是批评的话语。

七

之前有个案主，我对他很不信任。他在治疗时间都会记笔记，而他的故事很多地方都不合常理。我以为他搞不好是个记者还是什么的。在督导时间我们讨论了这个议题，我需要找个方法让他知道我对他有所怀疑，我不信任他。一开始听起来很困难，因为我不想让他知道我对他不信任，我没办法帮助他。

结果这反倒让我能开始跟他建立关系，在我们接下来的治疗中，他来到之后，提出了他如何不相信人，以及他常常忘记事情。我则说他让我很不舒服，他说的很多事情前后不一致。比如，他已经接受传统治疗8年了，却从来没有在他提出的事情上得到任何帮助——他的孤立感，和他所说的"社交焦虑"。

我们开始检视他在之前的治疗中做了什么，他大致上说，他在那些治疗中用智谋打败了他的治疗师，而这他从来没有提过。我们谈到他是如何处在一场人与人竞争激烈的战役中，不是赢家就是输家。而他喜欢心理治疗是因为这是一个让他可以赢的地方，一个他可以掌控对话的地方。这和他之前讨论自己的方式完全不一样，他之前把自己说成是一个"社交焦虑"的受害者，而焦虑让他无法动弹等。于是我们讨论了很多他在不同场合的竞争性——你不是在上就是在下——如何使整个活动不能动弹，而这就是他整个人的样子。在之后的一次治疗中，他说从来没有一个治疗师跟他讨论过这个问题。他说如果有谁可以帮助他的话，那大概就是我了。他尝试了许多不同种类的治疗师，没有人以我用的方式帮助他看事情，而我们讨论事情的方式帮助他以一种他从来没有用过的方式看待事物。

八

我们之前讨论了"开明的权威者主义"，而我从中得到了很大的帮助。有个治疗师说他的一个团体的运作让他感到很有挫折感，他用极度批评的话语说着他的团体。我们探讨了这个治疗师的批评，以及他怎么理解。这是因为他试着让团体用某种方式行动，让别人做他想要他们做的事——这就是权威。弗雷德告诉我们，在治疗中很重要的一件事是分辨什么是案主要做的，什么是治疗师要做的。案主会随心所欲地做任何事，治疗师的责任是用这些去建构出什么来，而不是去批评。我们的责任是不管团体做了什么，用团体做出的事为材料来建构。

即便当社会治疗团体运行得很好，团体中的成员可以做任何他们想做的事，治疗师也不会改弦更张地不去建构团体。社会治疗师需要要求他们自己去帮助团体，并持续地去传达他们不会帮助个别人的立场。

我们所说的"社群团体"（community group）对我来说一直是一个很棒的训练土壤。那是一个每周一次的大团体（每次都有 50～70 人），这团体就如同是弗雷德的集体治疗师。当弗雷德没来的时候我隔周督导这个团体一次。我帮助这个团体同心协力地工作，成为弗雷德式的治疗师。在这个地方，我从来没有被拖着去帮助个别的人解决他们的问题。解决个别的问题对于他们正在做的事并不相关。我学着尽力要求自己就团体所给予出来的材料加以创造。这些督导会谈让我知道了该怎么做。

有时候我的确会感觉到一种拉力，要我去帮助个人跟团体产生关系，特别是他们有这方面的困难时。你可能会问："这不是你应该要做的吗？帮助他们挣脱很个人主义式的与别人联结的方式，特别是当他们对这点寻求帮助的时候。"嗯，我只有在会帮助到团体的时候才出手。而我越这样做，团体就更这样对我说："你真的在成长，这样有挑战性多了，也有帮助多了。"

九

我带了好几个新的成员进入我的一个团体。那个团体有一个非常有力的领导者。刚来的新成员从来没有体验过团体治疗，他们很快就学到他们在那里不是要对他们个人的问题寻求帮助，而是共同来建造这个团体。而我确信这能够传达和被教导得那么快是出于我的团体治疗更为精进了，我在帮助团体建构这方面变得更有创意，换句话说，我视团体为我的病人。

在最近的一次团体中，两个新成员(他们参加了团体三个月)说，他们注意到团体只有在卡住的时候才使用我或寻求我的帮助。在他们看来，团体会困在成长中是因为团体在运作得好的时候，没有向我要求什么，所以他们想要在团体中"加码"。这让大家有些震惊，因为大部分时候新成员加入会说："我不知道这里是怎么回事！"但是这几个人是相对来说比较新的成员，他们正推动着团体更去使用我，更接近我。这个团体创造出的环境真是个最好的见证。

十

E 是参与了某个团体的老成员，他的抑郁症和挫败感都得到团体很多的帮助。在某个时候他说他想要更往前进，去尝试一些新的方式以获得成长。我建议他可以思考怎么跟女性发展关系，以及他对自己身为一个男人有什么感觉。他犹豫不前。近来，当团体中的女性推动他的时候，他变得越来越防御，越来越好争论。他被她们批评及攻击，他不知道她们到底要说什么。他说他想要停止团体治疗，跟我做个别治疗。我同意了。

我们在督导会谈的对话帮助我看到了，我们的个别治疗在原地打转，我需要帮助他处理他在团体中的困难，我们才能变得更亲密。当我见到 E 的时候，我告诉他我们的治疗已经做到极限了。我的建议是停止和我的治疗，去找一位更能推动他，更能让他好好处理问题的男性治疗师。他很难过很生气，说他不相信我说的整套逻辑，我只是想摆脱他而已。我建议我们在团体中讨论这个话题，在这个对话中寻求别人的帮助。

团体提问 E 是否想要他们的帮助，来帮他跟我进行对话，因为这是段很重要的关系。E 说他想要这样做，因为他在乎我。于是团体以一种很感人、很亲密的方式，帮助我创造出一个环境，让我可以告诉他，他持续跟我的个别治疗中，几个月来一直告诉我他在团体中没有获得任何帮助，这让我觉得很不对劲。我不得不接受，事实上我一直没有帮助到他，虽然他一直把我视为唯一可以"拯救他"的人。我说，我必须要认真审视我要去救他的内在自我是什么，作为一个女性以及一位治疗师，你真的会被这点引诱——当某些人告诉你，你是他们生命中唯一的机会。你会想要帮助他们，而且涉及你的内在自我。

很有帮助的是，团体说我在保持和他的距离，而他也在保持和我的距离。我知道我是这样没错，当他对我如此愤怒及感到受伤，我想要坚守自己的立场，不停重复着他已经说了好几个月他没有获得任何帮助，我又觉得怎样对他最好，等等，而这是在保持距离。团体告诉我，我需要以一种开放的态度面对发生在我身上的事，以一种开放的态度面对我作为治疗师的限制，一部分是出自作为一个女性，以及我想要拯救他来满足我的自我需求而产生的弱点。唯有如此，才能帮助他以一种开放的态度面对他自己的弱点。

E说我打电话给他，要把他从治疗中"开除"，他觉得很难过。我说我了解，然后又重申了一次这么做的原因。其中一个团体成员说："我觉得你们两个并没对上话，也许我们能帮忙。"另一个成员反映给我，我其实没有听到E在说他的难过，我虽然看到了他的反应，但似乎只是嘴巴说说并没正面面对他。很类似地，他们告诉E要他努力听到我在说，我在某些事情上有很大的困难，那就是我想要拯救别人的需求，特别是男性。这是我的弱点，而不是他哪里有问题。团体说他要听进这点有很多困难。在这个脉络下，我有机会去描述我想要去拯救我正在治疗的人的经验，再说一次，特别是当我的案主是男性的时候。其中一个女性说，我能够分享这点是很具有成长性的，这样他们很愿意给予我所需要的，然后通过团体去帮助E，而不是让E从我这里去获取什么。他们创造了一个环境，让我可以更往前，而且让我可以看见，当他们前进的时候，也让我能够更往前并给予他们更多——而不是他们需要或期待我给予多一点，他们才能更往前进。

附录 社会治疗与社会治疗方法文献

书目

Holzman, L. (1997). *Schools for growth : Radical alternatives to current educational models.* Mahwah, NJ: Lawrence Erlbaum Associates.

Holzman, L. , ed. (1999). *Performing psychology : A postmodern culture of the mind.* New York: Routledge. [A collection of writings by and about Fred Newman, including three of his stage plays]

Holzman, L. , & Morss, J. , eds. (2000). *Postmodern psychologies , societal practice and political life.* New York: Routledge. [Contains Holzman, "Performance, Criticism and Postmodern Psychology"; and Newman, "The Performance of Revolution (More Thoughts on the Postmodernization of Marxism)"]

Holzman, L. , & Polk, J. , eds. (1987). *History is the cure : A social therapy reader.* New York: Practice Press. [Contains new and previously published essays, including "History as an Anti-Paradigm"]

Newman, F. (1991). *The myth of psychology.* New York: Castillo. [Contains unpublished essays: "Patient as Revolutionary"; "Talkin' Transference"; "Crisis Normalization and Depression"; "Panic in America"; "The Myth of Addiction"; "Community as a Heart in a Havenless World"; and "Vygotsky's Method"]

Newman, F. (1994). *Let's develop! A guide to continuous personal growth*. New York: Castillo International.

Newman, F. (1996). *Performance of a lifetime: A practical-philosophical guide to the joyous life*. New York: Castillo International.

Newman, F., & Holzman, L. (1993). *Lev Vygotsky: Revolutionary scientist*. London: Routledge. [Portuguese translation, *Lev Vygotsky: Cientista revolucionário*, 2002, Edições Loyola, São Paolo, Brasil]

Newman, F., & Holzman, L. (1996). *Unscientific psychology: A cultural-performatory approach to understanding human life*. Westport, CT: Praeger.

Newman, F., & Holzman, L. (1997). *The end of knowing: A new developmental way of learning*. London: Routledge.

专著章节与期刊论文

Holzman, L. (1985). Pragmatism and dialectical materialism in language development. In *Children's language*, K. E. Nelson (ed.), 345-367. Hillsdale, NJ: Lawrence Erlbaum Associates. Reprinted in H. Daniels (ed.), 1996. *Introduction to Vygotsky*, 75-98. London: Routledge.

Holzman, L. (1986). Ecological validity revisited. *Practice, The Journal of Politics, Economics, Psychology, Sociology and Culture* 4: 95-135.

Holzman, L. (1987). People need power: An introduction to the Institute for Social Therapy and Research. *The Humanistic Psychologist* 15: 105-113.

Holzman, L. (1990). Lev and let Lev: An interview on the life and works of Lev Vygotsky. *Practice, The Magazine of Psychology and Political Economy* 7(3): 11-23.

Holzman, L. (1992). When learning leads development: Work-in-progress toward a humane educational environment. *Community Psychologist* 25(3): 9-11.

Holzman, L. (1993). Notes from the laboratory: A work-in-progress report from the Barbara Taylor School. *Practice, The Magazine of Psychology and Political Economy* 9(1): 25-37.

Holzman, L. (1993). The Rainbow Curriculum in democracy-centered schools: A new approach to helping children learn. *Inquiry: Critical Thinking Across the Disciplines* 11(3): 3-5.

Holzman, L. (1994). Stop working and get to play. *Lib Ed* 11: 8-12.

Holzman, L. (1995). Creating developmental learning environments: A Vygotskian practice. *School Psychology International* 16: 199-212.

Holzman, L. (1995). Creating the zone: Reflections on the International Conference on L. S. Vygotsky and the Contemporary Human Sciences. *School Psychology International* 16: 213-216.

Holzman, L. (1995). "Wrong," said Fred. A response to Parker. *Changes, An International Journal of Psychology and Psychotherapy* 13(1): 23-26.

Holzman, L. (1996). Newman's practice of method completes Vygotsky. In

Psychology and society: Radical theory and practice, I. Parker and R. Spears (eds.), 128-138. London: Pluto Press.

Holzman, L. (1997). The developmental stage. *Special Children* June/ July: 32-35.

Holzman, L. (1999). Psychology's untold stories: Practicing revolutionary activity. In *La psicologia al fin del siglo*, 141-156. Caracas: Sociedad Inter-americana de Psicologia.

Holzman, L. (2000). Performing our way out of postmodern paralysis. *Psychologie in Österreich* 1/2000: 11-17.

Holzman, L. (2000). Performative psychology: An untapped resource for educators. *Educational and Child Psychology* 17(3): 86-103.

Holzman, L. , & Braun, B. (1983). Reorganizing psychology. *Issues in Radical Therapy* 7: 4-11.

Holzman, L. , & Newman, F. (1987). Language and thought about history. In *Social and functional approaches to language and thought*, M. Hickmann (ed.), 109-121. London: Academic Press.

Hood [Holzman], L. , Fiess, K. , & Aron, J. (1982). Growing up explained: Vygotskians look at the language of causality. In *Verbal processes in children*, C. Brainerd and M. Pressley (eds.), 265-286. New York: Springer-Verlag.

LaCerva, C. , Holzman, L. , Braun, B. , Pearl, D. , & Steinberg, K. (2002). The performance of therapy after September 11. *Journal of Systemic Therapies* 21(3): 30-38.

Newman, F. (2003). Undecidable emotions (What is social therapy? And how is it revolutionary?). *Journal of Constructivist Psychology*, in press.

Newman, F. (2000). Does a story need a theory? (Understanding the methodology of narrative therapy). In *Pathology and the postmodern: Mental illness as discourse and experience*, D. Fee (ed.), pp. 248-261. London: Sage.

Newman, F. (1999). One dogma of dialectical materialism. *Annual Review of Critical Psychology* 1: 83-99.

Newman, F., & Holzman, L. (2003). Power, authority and pointless activity (The developmental discourse of social therapy). In *Furthering talk: Advances in the discursive therapies*, eds. T. Strong and D. Paré. New York: Kluwer/Academic Press.

Newman, F., & Holzman, L. (2000). Against against-ism: *Theory & Psychology* 10(2): 265-270.

Newman, F., & Holzman, L. (2000). The relevance of Marx to therapeutics in the 21st century. *New Therapist* 5: 24-27.

Newman, F., & Holzman, L. (2000). Engaging the alienation. *New Therapist* 8: 16-17.

Newman, F., & Holzman, L. (1999). Beyond narrative to performed conversation ("In the beginning" comes much later). *Journal of Constructivist Psychology* 12(1): 23-40.

Strickland, G., & Holzman, L. (1989). Developing poor and minority children as leaders with the Barbara Taylor School Educational Model. *Journal of Negro Education* 58(3): 383-398.

专题论文

Newman, F. (1974). *Power and authority: The inside view of class struggle.* New York: Centers for Change.

Newman, F. (1977). *Practical-critical activities.* New York: Institute for Social Therapy.

Hood [Holzman], L. , & Newman, F. (1979). *The practice of method: An introduction to the foundations of social therapy.* New York: Institute for Social Therapy and Research.

译者后记

踏上改变的征途

龚尤倩[1]

不只一次，听夏林清教授娓娓道来她与"纽约同志"的相遇。

2002 年，时任辅仁大学心理系教授、芦荻社区大学校长的夏林清，带着多年田野实践累积的疲惫来到了纽约进修兼休养生息，与弗雷德与洛伊丝所带领的心理、社工、教育与戏剧工作群体，相识相遇。在此之前，夏林清教授已长年以社群为行动单位，以"行动科学"的理论为根底，力行社会变革与发展。这样的方法恰与"纽约同志"的"社会治疗"路线类似，重视群体发展、人的改变与革命性。这个萌芽于1960 年代的纽约社群，历经了美国人权、反战、社区、民主、性别等风起云涌的各式运动，将苏联心理学家维果茨基和美国哲学家维特根斯坦联系起来，研发"社会治疗"方法，实践马克思的践行/批判活动（practical /critical activity）。

"行动科学"缘于美国内部对科技理性的批判与反省，"社会治疗"

---

① 四川文化艺术学院心理与教育学院教授。

则是反思美国资本主义与过度商品化的社会现象，创发实践性活动，以便让人们能够突破桎梏而得到发展。数十年来，夏林清教授往返中国台湾与大陆，积极培养反映的实践者，践行"反映实践取径的行动研究"的历程中，已然将"行动科学"与"社会治疗"的方法，灵活地安置在工作者与其面对的家庭与社会田野的现实之中；东西方的改变志业，也在夏林清教授多年来不余遗力地穿针引线下，让两岸公益实践社群与纽约社会治疗路线的朋友接壤参看，更随着其行走足迹，将"纽约同志"的社会治疗方法得以引介到中国，让同行可以一窥究竟。

本书的前言与导论，透过拉斐尔与洛伊丝的经历拉出了"社会治疗"路线的发展脉络，"社会治疗"的过程，就是对个人的情绪事件与状态做点事，通过团体活动搭建彼此卡住对方的社会关系，藉此让人们能够跳脱社会规训窠臼下的角色与行为模式，在关系支持下协助人们创造新的生活形式。本书是一本对话实录集，通俗易读。通过具体一来一往的对话记录，向读者们如实呈现弗雷德如何教授社会治疗、督导其工作伙伴。书中出现了不同地景下的弗雷德，在不同操作脉络下的对话魅力，呈现其丰沛的人文底蕴、创造力与灵敏反映能力，在来回对话中睿智又政治性地撑起空间，对峙与协助成员彼此的发展。

这本书原为夏林清教授任课的课堂读本，由同学们分章共读，后因我在北京人民大学攻读博士，便由郭姵好与我翻译成书，由北京师范大学出版社出版。这段翻译、润饰、校对的过程前后长达3年，每一次重修、重读文稿，总能深深感受到"社会治疗"对人的热忱与对于改变的相信。弗雷德提供了刺激又具挑战的对话实录，让我们在翻译的过程也增添咀嚼再三的趣味。当然，用字的斟酌，不仅考验着对于英文字词的掌握能力，还有对作者原意的理解度，并要兼顾用字遣词的差异，感谢北师大出版社的编辑们以及夏林清教授给予的强大支持后盾，让翻译贴近原典。

本书的出版付梓是一段漫长的等待，这段期间我也投身于夏林清教授在四川文化艺术学院心理与教育学院的创建，过往教学实践与对西方主流心理学的批判反思转化为课程实验的养分，我们使用中西并举身心兼顾的心理学方法论和知识，希望开创学生们得以有多元发展的视角与想象。这行动如同弗雷德不断挑战书中团体成员的一句话：别忘了你是谁？你又要成为谁？不论在社会生活或是校园，我们努力搭建一个团体的关系网络，在彼此对话中让个体接纳自己的古怪与难看，帮助人们脱离引起痛苦情绪的僵化角色、模式与想法，接受我们同时是我们所是，也是我们正在成为的人；在"成为"（becoming）的过程中，经验各种选择的觉察与对待。结合成"群"的众人，转化对人们处境的理解并采取行动去改变自身、改变社会，而成为历史中的主体。我想，这正是中国现代化背景下探索心理学教育和培养在地社会心理服务人才的精神吧。

改变，是一个不容易的志业。当人们开始改变自身与所在的社会处境，就有可能建立一个新世界。此刻，翻开这本书，恭喜你已经踏在改变的征途上了。

图书在版编目(CIP)数据

心理的后现代解构:社会治疗临床指南 / (美)洛伊丝·霍尔兹曼
等编著;郭佩好等译. —北京:北京师范大学出版社,2023.1
ISBN 978-7-303-20553-0

Ⅰ.①心… Ⅱ.①洛… ②郭… Ⅲ.①精神疗法
Ⅳ.①R749.055

中国版本图书馆 CIP 数据核字(2016)第 108897 号

北京市版权局著作权合同登记 图字:01-2016-2119 号

图 书 意 见 反 馈	gaozhifk@bnupg.com　010-58805079
营 销 中 心 电 话	010-58807651
北师大出版社高等教育分社微信公众号	新外大街拾玖号

出版发行:北京师范大学出版社　www.bnup.com
　　　　　北京市西城区新街口外大街 12-3 号
　　　　　邮政编码:100088
印　　刷:北京盛通印刷股份有限公司
经　　销:全国新华书店
开　　本:787 mm×1092 mm　1/32
印　　张:11
字　　数:240 千字
版　　次:2023 年 1 月第 1 版
印　　次:2023 年 1 月第 1 次印刷
定　　价:78.00 元

策划编辑:周益群	责任编辑:周益群　乔　会
美术编辑:李向昕	装帧设计:李向昕
责任校对:陈　民	责任印制:马　洁

Original English Title:

Psychological Investigations: A Clinician's Guide to Social Therapy
Edited by Lois Holzman and Rafael Mendez

ISBN 978-041594405-2

©2003 By Taylor & Francis Books, Inc.

Authorized translation from English language edition published by
Routledge, a imprint of Taylor & Francis Group LLC. 本书原版由
Taylor & Francis 旗下 Routledge 出版公司出版,并经其授权翻译
出版。

Beijing Normal University Press is authorized to publish and dis-
tribute exclusively the Chinese (Simplified Characters) language
edition. This edition is authorized for sale throughout Mainland of
China. No part of the publication may be reproduced or distributed
by any means, or stored in a database or retrieval system, without
the prior written permission of the publisher. 本书中文简体翻译版
授权由北京师范大学出版社独家出版并限在中国大陆地区销售。
未经出版者书面许可,不得以任何方式复制或发行本书的任何
部分。

Copies of this book sold without a Taylor & Francis sticker on the
cover are unauthorized and illegal. 本书封面贴有 Taylor & Francis
公司防伪标签,无标签者不得出售。